Andrea Friese und Bettina M. Jasper

Die Kraft des Gedächtnisses erhalten und stärken

Bibliografische Information der Deutschen Nationalbibliothek
Die Deutsche Nationalbibliothek verzeichnet diese Publikation in der Deutschen Nationalbibliografie.
Detaillierte bibliografische Daten sind im Internet über http://d-nb.de abrufbar.

Für Fragen und Anregungen
info@mvg-verlag.de

Wichtiger Hinweis
Dieses Buch ist für Lernzwecke gedacht. Es stellt keinen Ersatz für eine individuelle medizinische Beratung dar und sollte auch nicht als solcher benutzt werden. Wenn Sie medizinischen Rat einholen wollen, konsultieren Sie bitte einen qualifizierten Arzt. Der Verlag und die Autorinnen haften für keine nachteiligen Auswirkungen, die in einem direkten oder indirekten Zusammenhang mit den Informationen stehen, die in diesem Buch enthalten sind.

Originalausgabe
3. Auflage 2021

Türkenstraße 89
80799 München
Tel.: 089 651285-0
Fax: 089 652096

Redaktion: Petra Holzmann
Umschlaggestaltung: Karina Braun
Umschlagabbildung: shutterstock.com/Roman Samborskyi
shutterstock.com/ArnaPhoto
Gestaltung und Satz: Ortrud Müller, Die Buchmacher –Atelier für Buchgestaltung, Köln
Druck: Florjančič Tisk d.o.o., Slowenien
Printed in the EU

ISBN Print 978-3- 7474-0203-0
ISBN E-Book (PDF) 978-3-96121-560-7
ISBN E-Book (EPUB, Mobi) 978-3- 96121-561-4

Andrea Friese und Bettina M. Jasper

Die Kraft des Gedächtnisses erhalten und stärken

Das ganzheitliche Wochenprogramm
für ein gesundes Gehirn

mvgverlag

Inhalt

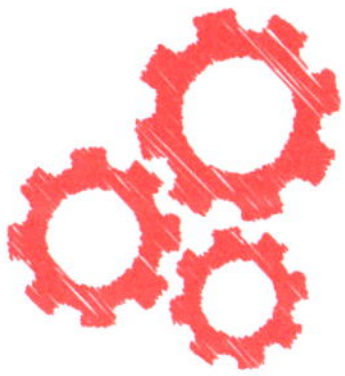

Vorwort

Ein erfülltes und aktives Leben bis ins hohe Alter – wer wünscht sich das nicht? Der Japaner Chitetsu Watanabe (1907–2020) berichtete, dass er sich mit 112 Jahren noch täglich sportlich betätigt, seinen Geist mit Rechenübungen fit gehalten und sich der Faltkunst Origami und der Kalligrafie gewidmet hat.

Ähnlichen Grundgedanken folgt unser Ratgeber mit einem ausgewogenen Konzept, nämlich einer Kombination aus Bewegung, Denken und Achtsamkeit im Sinne von Lebensphilosophie. Unser Programm enthält Vorschläge, wie Sie sich in Ihrem Alltag Woche für Woche mit körperlicher Aktivität und kleinen Portionen Gehirntraining fit halten können. Bereits minimale Änderungen im Alltag haben große Auswirkungen auf Ihre Gesundheit!

Die Wochenthemen sind jeweils in sich abgeschlossen und bauen nicht aufeinander auf. Sie können also jederzeit ins Programm einsteigen! Die Übungen sind mit Alltagsmaterialien leicht umsetzbar und bieten dem Gehirn immer wieder neues »Futter«. Auch sind sie bequem in den Tagesablauf einzubauen und beliebig miteinander kombinierbar.

Die Themen haben wir dem Jahresverlauf zugeordnet, sie können aber auch zu jeder anderen Zeit durchgeführt werden. Informationen, Hinweise zur achtsamen Lebensgestaltung und Ernährungstipps runden die Einheiten ab.

Was brauchen Sie für die Übungen? Manchmal Haushaltsgegenstände, meistens Stift und Papier, immer und vor allem Ihren Kopf. Wir empfehlen, ein Notizbuch anzulegen, worin Sie Ihre täglichen Übungen notieren und ergänzen. Wenn Sie zu einem späteren Zeitpunkt eine Übung wiederholen, können Sie die Lösungen dann miteinander vergleichen.

Wir wünschen Ihnen viel Freude beim achtsamen Umgang mit sich selbst, beim Denken und Bewegen!

Andrea Friese und Bettina M. Jasper

Übrigens:

Gehirn- und Gedächtnistraining begleiten uns seit unseren Studienzeiten – zuerst unabhängig voneinander, in den letzten Jahren auch gemeinsam als Autorinnen von Büchern und Spielen sowie als Seminarleiterinnen.

Nicht nur beruflich, sondern auch privat experimentieren wir mit Sprache und Material, entwickeln und trainieren damit unser Denkorgan, um bis ins hohe Alter geistig fit zu bleiben. So ist dieses Buch aus der Praxis entstanden.

1

Glück - wer ihm nachläuft, kann es selten einholen

Bewegter Start

Starten Sie täglich mit einer Bewegungsübung. Wählen Sie aus folgenden Aufgaben aus.

Fingertippen

- Tippen Sie mit den Fingerkuppen der einzelnen Finger nacheinander gegen den Daumen. Beginnen Sie dabei mit dem Zeigefinger.
- Wie vorher, aber an der einen Hand mit dem Zeigefinger und an der anderen Hand mit dem kleinen Finger beginnen und die einzelnen Finger nacheinander gegen den Daumen tippen.
- Buchstabieren Sie beim beidhändigen Fingertippen laut das Wort GLÜCKSGEFÜHLE: einmal Fingertippen = ein Buchstabe.
- Beginnen Sie hierzu mit Daumen und Zeigefinger bis zu Daumen und kleinem Finger, dann wieder rückwärts mit Daumen und Ringfinger und so weiter. Wenn Sie sich nicht vertippt haben, kommen Sie mit dem letzten Buchstaben wieder bei Daumen–Zeigefinger an.

➲ **Das Fingertippen trainiert die Feinmotorik und die Koordination.**

Eine isometrische Übung

Setzen Sie sich auf einen Stuhl. Drücken Sie den Körper fest an die Umgebung: Stemmen Sie dazu die Arme auf die Armlehnen (falls vorhanden), den Rücken an die Stuhllehne, das Gesäß auf den Sitz und die Füße auf den Boden. Vergessen Sie dabei nicht das Atmen! Während Sie stemmen, können Sie zum Beispiel laut zählen. Dann lassen Sie die Anspannung los und genießen das Gefühl der Entspannung.

- **Diese Übung fördert Zuversicht und Energie.**

Tänzerisches Bewegen

Legen Sie Ihre Lieblingsmusik auf und bewegen Sie sich dazu.

- **Das tänzerische Bewegen fördert die Konzentration und bezieht die emotionale Ebene mit ein. Das bringt Freude und Spaß.**

Das Denken stimulieren

Massieren Sie die Ohrränder mit Daumen und Zeigefinger von oben nach unten und ziehen Sie sie dabei sanft nach hinten; dabei werden die Ohrränder »ausgefaltet«. Enden Sie immer an den Ohrläppchen. Wiederholen Sie die Ausfaltbewegung mehrmals gleichzeitig an beiden Ohren.

- **Diese Massage verbessert das Hören und die Aufmerksamkeit. Sie bereitet das Gehirn auf ein anschließendes Kopftraining vor.**

Geschenke mit KLEE

Suchen Sie Begriffe für Geschenke aller Art, die Menschen glücklich machen können. Jedoch ist die Vorgabe, dass diese Begriffe die Buchstaben KLEE enthalten müssen.

Zum Beispiel: Henkeltasse, Sonnenblumenkerne, Kalender …

Wie viele Begriffe finden Sie?

Glückskind

Nennen Sie zu jedem Buchstaben Ihres Namens eine positive Eigenschaft.

Zum Beispiel: ANGELIKA ist aktiv, nett, geduldig, eifrig, lustig, ideenreich, klug und anmutig.

Wortsammlungen für jeden Tag

1. Suchen Sie Wörter mit »Glück-« am Anfang.
2. Zählen Sie auf: Wörter mit »-glück« am Ende.
3. Welche Synonyme (Wörter mit gleicher oder ähnlicher Bedeutung) zu »Glück« fallen Ihnen ein?
4. Nennen Sie jede Menge Glücksbringer.
5. Zählen Sie Menschen auf, die Ihr Leben bereichern.
6. Suchen Sie Tätigkeiten, die glücklich machen können – von A bis Z.
7. Welche Erfindungen fallen Ihnen ein, die das Leben erleichtern und Zeit schaffen für glückliche Momente?

Mit diesen Aufgaben trainieren Sie Ihre Wortfindungsfähigkeit und Ihre Flexibilität im Denken.

Zeichnen, sich merken und sich erinnern

Zeichnen Sie auf einem separaten Blatt die folgenden japanischen Schriftzeichen ab:

私は幸せです

Sie bedeuten: »Ich bin glücklich.« Gelingt es Ihnen, einzelne Zeichen später aus der Erinnerung heraus noch einmal aufzumalen?

Ein Kleeblatt für die Achtsamkeit

Zeichnen Sie ein vierblättriges Kleeblatt auf und notieren Sie in jedem Blatt eine Situation, in der Sie Glück empfunden haben.

Glückstagebuch

Tragen Sie jeden Tag etwas Positives in Ihren Kalender ein und machen Sie ihn so zum Tagebuch: Worauf bin ich heute stolz? Was ist mir heute gut gelungen?

Tipp: Serotonin, das Glückshormon

Eine Substanz, die positiv auf die Stimmung wirkt, ist der Botenstoff Serotonin, auch als »Glückshormon« bekannt. Serotonin wirkt vor allem im Gehirn, also dort, wo auch Gefühle entstehen.

Serotonin spielt eine wichtige Rolle und hat Einfluss unter anderem auf die Stimmung, die Schmerzverarbeitung, den Appetit, den Schlaf, die Angst, die Stressverarbeitung und das Gedächtnis.

Wichtige Mikronährstoffe für einen normalen Serotoninspiegel sind beispielsweise Vitamin B_6 (enthalten in Avocados, Kohl, grünen Bohnen, Linsen, Geflügel und Fisch) und Omega-3-Fettsäuren (enthalten in Lachs und Makrele, aber auch in Leinsamen und Ölen). Auch Vitamin D beeinflusst die Produktion von Serotonin. Da Sonnenlicht dafür die wichtigste Quelle ist, heißt es auch im Winter: möglichst oft hinaus ins Freie, um dem »Winter-Blues« zu entgehen.

2

Wolle – entwickeln, abwickeln, umgarnen

Bewegter Start

Für diese Bewegungsaufgabe brauchen Sie als Material: 1 Wollknäuel.

Starten Sie täglich mit einer Bewegungsübung. Wählen Sie aus folgenden Aufgaben aus:

- Wickeln Sie das Knäuel komplett ab und anschließend wieder auf. Wickeln Sie so schnell Sie können.
- Kneten Sie das Knäuel in einer Hand intensiv und bewegen Sie dabei alle Finger einzeln. Benutzen Sie im Wechsel die rechte und die linke Hand.
- Drücken Sie das Knäuel in einer Hand fest zusammen, atmen Sie dabei bewusst aus. Beim Einatmen lockern Sie die Finger wieder. Wiederholen Sie das mehrmals, die rechte und die linke Hand im Wechsel.
- Legen Sie das Knäuel auf die Handfläche, die Finger greifen locker um das Knäuel herum. Dann lösen Sie nacheinander jeweils kurz einen Finger: Strecken Sie ihn aus und bringen Sie ihn wieder in die Ausgangsposition zurück. Beginnen Sie beim Daumen, dann weiter bis zum kleinen Finger und dann alle Finger wieder zurück. Trainieren Sie beide Hände abwechselnd.

➲ **Das trainiert die Feinmotorik, die Beweglichkeit der Finger und fördert die Hirndurchblutung.**

Werfen Sie das Knäuel hoch, klatschen Sie in der Flugphase in die Hände und fangen Sie es.

➲ **Das trainiert die Konzentration und die Auge-Hand-Koordination.**

- Werfen und fangen Sie das Knäuel stetig, und buchstabieren Sie gleichzeitig ein langes Wort rückwärts, zum Beispiel »Kammgarnspinnerei«.

➲ **Diese Doppelaufgabe (Dual Tasking) trainiert neben der Auge-Hand-Koordination das Arbeitsgedächtnis und fördert die (Bewegungs-) Sicherheit im Alltag.**

- Platzieren Sie das Wollknäuel an möglichst vielen unterschiedlichen Körperstellen, ohne die Hände zum Halten einzusetzen.

➲ **Das trainiert das Körpergefühl und die Geschicklichkeit.**

Assoziationskette

Eine solche Wortfolge können Sie mündlich beziehungsweise in Gedanken oder schriftlich erstellen. Suchen Sie sich am Anfang ein bestimmtes Ausgangswort, zum Beispiel »Wolle«. Dann geht es Schritt für Schritt von einem Begriff zum nächsten, ohne lange zu überlegen:

- Wenn ich an Wolle denke, fällt mir »Schaf« ein.
- Denke ich an Schaf, kommt mir die »Weide« in den Sinn.
- Bei dem Wort »Weide« geht mein nächster Gedanke zu »Zaun« und so weiter,
- also: Wolle – Schaf – Weide – Zaun …
- Üben Sie mit wechselnden Start-Begriffen zum Thema »Wolle«: Pullover, Stricknadel, Garn, Handarbeit und so weiter.

➲ **Das trainiert die Wortfindung und die Fantasie.**

- Gehen Sie vor wie oben, aber reihen Sie die Wörter schnell mündlich aneinander, möglichst im Sekundentakt. Nennen Sie anfangs vier, später fünf oder sechs Begriffe und versuchen Sie anschließend, die Reihe noch einmal rückwärts zu sprechen.

➲ **Das trainiert zusätzlich das Arbeitsgedächtnis.**

Wortsammlungen für jeden Tag

Sammeln Sie Wörter zu folgenden Fragen und Themen:

1. Mit welchen Techniken lässt sich Wolle verarbeiten? (Zum Beispiel Stricken ...)
2. Was lässt sich alles aus Wolle herstellen?
3. Welche anderen textilen Naturmaterialien kennen Sie?
4. Wie kann Wolle sein? Finden Sie Eigenschaften.
5. Nennen Sie Garne aus anderen Materialien.
6. Welche Wörter rund ums Schaf fallen Ihnen ein?
7. Werden Sie kreativ: Wozu lässt sich ein Wollknäuel nutzen? Sammeln Sie ungewöhnliche Ideen.

➲ **Mit diesen Aufgaben trainieren Sie Ihre Wortfindungsfähigkeit und Ihre Denkflexibilität.**

Faden-Meditation

Nehmen Sie ein Wollknäuel zur Hand und richten Sie Ihre gesamte Aufmerksamkeit auf dieses Material. Konzentrieren Sie sich zunächst auf das Sehen. Wie sieht der Faden aus? Wie ist er gedreht, wie aufgewickelt? Wie lässt sich die Farbe beschreiben? Und so weiter. Danach erspüren Sie mit den Fingern, wie sich das Garn anfühlt, und finden Begriffe für Ihre Empfindungen. Dann schnuppern Sie: Nach was riecht das Material?

Als Nächstes wickeln Sie ganz langsam ein Stück Faden ab, lassen es durch die Finger gleiten und lassen Ihren Gedanken freien Lauf. Sie wickeln … ein bisschen ist der Faden wie das Leben: Wir entwickeln, geraten in Verwicklungen, müssen Dinge manchmal abwickeln, dürfen gelegentlich etwas auswickeln und vielleicht umgarnen wir jemanden … Stellen Sie einige Verbindungen zu entsprechenden Lebenssituationen her.

Zum Nachdenken: Der rote Faden

Unter einem sprichwörtlichen roten Faden verstehen Menschen ein wiederkehrendes Element, eine Spur oder Richtlinie. Ein Motiv zieht sich wie ein roter Faden durch einen Roman, ein Theaterstück, ein Leben … Zur Herkunft der Redewendung gibt es unterschiedliche Erklärungen. Einmal wird sie Goethes Roman *Die Wahlverwandtschaften* zugeschrieben, ein anderes Mal der griechischen Mythologie als sogenannter Ariadnefaden. Dort diente er Theseus als Orientierungshilfe für seinen Rückweg aus dem Labyrinth von Knossos.

Nehmen Sie diese Wortfügung zum Anlass, einmal über den roten Faden in Ihrem Leben nachzudenken: Legen Sie mit einem langen Stück Faden symbolisch Ihre Lebenslinie. Verläuft Ihr roter Faden geradlinig oder in Kurven? Bei positiven Ereignissen läuft der Faden aufwärts, bei negativen zeigt er einen Zacken nach unten. Versuchen Sie, möglichst viele wichtige Stationen im Verlauf darzustellen.

3

Maße und Gewichte

Bewegter Start

Starten Sie täglich mit einer Bewegungsübung. Wählen Sie aus folgenden Aufgaben aus.

Als Material für diese Aufgaben benötigen Sie: 1 gerolltes Maßband aus beschichtetem Leinen, wie es im Schneiderhandwerk benutzt wird.

- Ziehen Sie das Maßband auseinander und rollen Sie es wieder zusammen.
- Nehmen Sie ein Ende des Maßbands in die rechte Hand, wickeln Sie sich das Band mit Drehbewegungen des rechten Handgelenks um die rechte Hand; führen Sie anschließend die Übung mit der anderen Hand durch.
- Nehmen Sie das Maßband an einem Ende in die rechte Hand, lassen Sie es abrollen und benutzen Sie es als »Pinsel«: Setzen Sie mit dem anderen Ende imaginäre Tupfen im Kreis auf den Fußboden. Machen Sie das anschließend mit der linken Hand.
- Fassen Sie die Enden des Maßbands mit beiden Händen, spannen Sie es und legen Sie es sich an den Nacken. Bewegen Sie es abwechselnd nach links und rechts, wie beim Abtrocknen von Hals und Rücken.

➲ **Diese Übungen trainieren die Beweglichkeit der Hände, der Arme sowie des Schultergürtels und bereiten das Gehirn auf eine geistige Anforderung vor.**

Für die folgenden Übungen benötigen Sie als Material: 1 Zollstock, 2 Meter.

- Ziehen Sie den Zollstock auseinander und formen Sie damit Buchstaben. Dazu knicken Sie ihn einfach an den geeigneten Stellen ab. Formen Sie beispielsweise den Anfangsbuchstaben des eigenen Nachnamens oder des Vornamens.
- Formen Sie mit dem Zollstock Figuren, zum Beispiel verschiedene Sterne, ein Haus, ein Schiff ...
- Überlegen Sie sich weitere »verrückte« Verwendungsmöglichkeiten für einen Zollstock. Zum Beispiel als Papiersammler, als Wurstzange für den Grill, als Rückenkratzer, als Pflanzstange für Gartentomaten, als Bilderrahmen ...

➲ **Diese Übungen trainieren die Fantasie und Kreativität, die Koordination und die visuelle Wahrnehmung.**

Ein Kochrezept für den Kopf

Blättern Sie in Zeitschriften oder Kochbüchern, suchen Sie sich ein beliebiges Rezept und beschäftigen Sie sich mit den dort angegebenen Maßeinheiten und dem Text wie folgt:

- Zählen Sie alle Doppelbuchstaben, es gelten auch solche, die durch Leer- oder Satzzeichen voneinander getrennt sind. Zum Beispiel: »... Ma**n_n**ehme 500 g Kartoffeln, ... Sal**z, z**um Braten ...«
- Addieren Sie die Zahlen der Mengenangaben im Kopf.
- Schreiben Sie alle Zutaten einzeln auf jeweils einen Zettel. Sehen Sie sich die Begriffe einzeln im Sekundentakt an, legen Sie sie verdeckt ab und wiederholen Sie sie sofort mündlich in gleicher Reihenfolge. Beginnen Sie mit drei Wörtern und steigern langsam die Anzahl der Wörter.
- Die gleiche Aufgabe können Sie mit den Mengenangaben durchführen.

➲ **Diese Übungen trainieren das Arbeitsgedächtnis.**

- Lernen Sie die Zutatenliste für ein Rezept auswendig. Lenken Sie sich dann mit einer anderen Tätigkeit kurz ab. Geben Sie das Gelernte danach wieder und vergleichen Sie mit dem Original.

➲ **Das trainiert die Basis-Lerngeschwindigkeit und die Merkfähigkeit.**

Ananas-Diät einmal anders

Wir machen in Gedanken eine ANANAS-Diät, das heißt, wir vermeiden die Buchstaben des Wortes ANANAS und suchen Lebensmittel, in denen die Buchstaben A, N und S nicht vorkommen. Dazu gehören zum Beispiel Rum, Eierlikör, Brokkoli ... Welche Lebensmittel finden Sie noch?

Wortsammlungen für jeden Tag

Sammeln Sie Wörter zu folgenden Fragen:

1. Was kann man alles messen? (Zum Beispiel den Bauchumfang, Kilometer bis zum nächsten Ort ...)
2. Was kann man alles wiegen? (Zum Beispiel Obst, Briefe ...)
3. Welche Berufe erfordern genaues Zählen, Messen und Wiegen?
4. Welche Maßeinheiten – auch solche, die heute nicht mehr verwendet werden – kennen Sie? Welche Stückeinheiten sind damit gemeint? (Zum Beispiel »Stiege« = 20 Stück ...)
5. Was gibt es heute noch im Dutzend oder als halbes Dutzend zu kaufen?
6. Welche Dinge gab es im Tante-Emma-Laden lose zu kaufen?
7. Welche Messgeräte gibt es? (Zum Beispiel Thermometer, Waage ...)

➲ **Mit diesen Aufgaben trainieren Sie Ihre Wortfindungsfähigkeit und Ihre Denkflexibilität.**

Das Wohlfühlgewicht halten oder erreichen

Ältere Menschen nehmen oft zu, auch wenn sie sich nicht anders ernähren als in jüngeren Jahren. Das liegt daran, dass der Grundumsatz des Stoffwechsels bereits ab dem fünften Lebensjahrzehnt weniger Kalorien benötigt als früher. Auch nimmt der Muskelanteil im Alter ab, während zugleich der Fettanteil des Körpers steigt; damit steigt auch das Risiko für Diabetes mellitus, erhöhte Blutfettwerte und Bluthochdruck, sofern nicht mit Training dagegengesteuert wird.

Umstritten ist die Ermittlung des optimalen Körpergewichts mit dem sogenannten Body-Mass-Index (BMI). Dieser errechnet sich aus dem Verhältnis von Körpergewicht und Körpergröße. Dabei sind die Grenzwerte altersabhängig; ab einem Alter von 45 Jahren gilt ein etwas höherer BMI noch als Normalgewicht. Außerdem bleibt das Verhältnis von Gewicht und Muskelmasse unberücksichtigt.

Achtsames Essen hilft dabei, das Körpergewicht zu halten, und kann Menschen, die aus Langeweile übermäßig essen, bei einer Gewichtsreduktion unterstützen.

Tipp: Gutes Essen – kommt nicht aus der Tüte …

Fertiggerichte beinhalten in der Regel eine große Menge an Zusatzstoffen wie Konservierungsmittel, künstliche Lebensmittelfarben, Aromen, Geschmacksverstärker, Säuerungsmittel, Stabilisatoren, Emulgatoren, Fette, Salz und Zucker, viele Kalorien und kaum Nährstoffe. Wissenschaftliche Studien konnten den Zusammenhang zwischen industriell verarbeiteter Kost und Anzeichen eines erhöhten Darmkrebsrisikos nachweisen. Zusatzstoffe wie zum Beispiel E066, E421, E476, E493, E494 und E953 wurden als besonders schädigend für die Darmflora identifiziert.

Eine gute Ernährung sollte frisch und ausgewogen sein und sich an regionalen und saisonalen Produkten orientieren – nur so werden Körper und Gehirn mit allen erforderlichen Nährstoffen versorgt.

4

Lachen ist gesund

Bewegter Start

Starten Sie täglich mit einer Bewegungsübung, dieses Mal aus der Rubrik »Lach-Yoga«. Lach-Yoga ist eine Kombination aus Lachen und Hatha-Yoga und beruht auf der Methode des indischen Mediziners und Yogis Dr. Madan Kataria. Einige Minuten dieser Übungen reichen aus, um die Produktion von positiven Botenstoffen im Körper anzuregen. Aus dem zunächst künstlich erzeugten Lachen wird allmählich ein herzhaftes und authentisches Lachen.

Wählen Sie aus folgenden Lach-Yoga-Übungen aus:

- Milkshake-Lachen: Stellen Sie sich vor, dass Sie zwei Gläser in den Händen halten. Gießen Sie nun die »Flüssigkeit« vom Glas in der linken Hand in das Glas der rechten Hand – und am Ende dann mit einem »Ha-ha-ha« in den Mund.
- Ein-Meter-Lachen: Halten Sie die Arme seitlich. Strecken Sie dann einen Arm ruckartig aus, ziehen Sie ihn in die Länge und rufen dabei »Ha-ha-ha«.

Variante: Legen Sie die Hände vor den Brustkorb, strecken Sie dann immer wieder die Arme vom Herzen aus nach vorne aus und lachen Sie dabei.

- Streitlachen (Partnerübung): Schauen Sie sich gegenseitig scharf an und ermahnen Sie sich mit dem Zeigefinger.

➲ **Diese Übung fördert die Muskelentspannung und reduziert den Stresslevel.**

- Löwen-Lachen: Strecken Sie Ihre Zunge so weit wie möglich aus dem Mund. Strecken Sie dabei auch die Hände beziehungsweise die Finger aus – als Symbol für Löwenpranken. Lassen Sie nun ein Lachen aus dem Bauch heraus ertönen – bald darauf folgt meistens ein herzliches Lachen.

➲ **Nach Dr. Kataria ist diese Übung besonders gut für die Schilddrüse.**

Auch in der Schmerztherapie finden solche Übungen immer mehr Anwendung. Aber *Achtung*: Von Lach-Yoga abgeraten wird unter anderem bei Angina pectoris, Zwerchfellbruch, nicht kontrolliertem Bluthochdruck, Harn- und Stuhlinkontinenz, Bandscheibenvorfall, Aneurysma, Glaukom und Rippenbrüchen.

Wohlfühlmassage

Massieren Sie sich selbst (oder den Partner) mit Noppen- oder Igelbällen (am Rücken, an den Schultern, an Armen und Beinen) und erleben Sie dabei ein entspannendes Wohlgefühl.

Lachlieder

Geben Sie bekannte Lieder einmal anders wieder – nicht durch Singen, sondern durch Lachen auf deren Melodie. Dazu können Sie auch entsprechende Bewegungen machen.

Anagramm

Überlegen Sie sich Begriffe, die Sie aus den Buchstaben des Wortes »SCHADENFREUDE« bilden können. Sie brauchen nicht alle Buchstaben zu verwenden. (Zum Beispiel: Ade, Hanf, Feuer, Dusche ...) Legen Sie eine Wortliste an, die Sie in der ganzen Woche ergänzen können. Wie viele Begriffe finden Sie?

➲ **Mit dieser Aufgabe trainieren Sie Ihre Wortfindungsfähigkeit und Denkflexibilität.**

Unterstreichen Sie in Ihrer Wortsammlung jedes fünfte Wort. Erfinden Sie eine Geschichte, in der diese Begriffe vorkommen.

➲ **Mit dieser Aufgabe trainieren Sie Ihre Formulierungsfähigkeit, Fantasie und Kreativität.**

Wortsammlungen für jeden Tag

1. Suchen Sie – fortlaufend nach dem ABC – Begriffe, die mit dem Lachen zu tun haben (von »**a**lbern sein« bis »**Z**werchfell«).
2. Welche Begriffe fallen Ihnen zu »FREUDE« ein? Sammeln Sie sinnverwandte Wörter.
3. Suchen Sie Redensarten, die mit Lachen oder Freude zu tun haben.
4. Erzählen Sie aus dem Stegreif einen Witz oder eine lustige Begebenheit!
5. Sammeln Sie Gute-Laune-Wörter aller Art und verwenden Sie diese im Alltag. Beispielsweise: »grandios«, »toll«, »schön« ...
6. Welche Komiker oder Kabarettisten fallen Ihnen ein?
7. Was bringt Sie zum Lachen?

➲ **Mit diesen Aufgaben trainieren Sie Ihre Wortfindungsfähigkeit und Denkflexibilität.**

Lachen ist gesund

Das ist nicht erst seit der wissenschaftlich fundierten Humorforschung, der »Gelotologie«, bekannt. Der Mensch an sich ist ein geselliges Wesen, das gerne in der Gemeinschaft ausgelassen und fröhlich ist. Gemeinsam über etwas zu lachen, verbindet; und wer Humor hat, sollte auch einmal über sich selbst lachen können.

Lachen hat viele Facetten: von der guten Laune, der herzhaften Äußerung von Heiterkeit und Freude über Triumph, Ironie, Spott bis hin zur Schadenfreude und Häme. Gute Beobachter können anhand der am Lachvorgang beteiligten Gesichtsmuskeln die feinen Nuancen deuten. In der heutigen Spaßgesellschaft haben viele Menschen nichts mehr zu lachen – trotzdem und gerade deshalb sollte man sich mit diesem Thema näher befassen.

Tipp: Gesunde Ernährung soll Spaß machen!

Geruchs- und Geschmackssinn hängen eng miteinander zusammen. Nicht die Zunge, sondern die Nase mit ihren zehn Millionen Sinneszellen erschließt den Geschmack. Erst wenn die Luft in der Nasenhöhle zirkuliert und zur Schleimhaut im Mund zurückkehrt, wird der Geschmackssinn aktiviert.

Ältere Menschen haben oft keinen Spaß mehr am Essen, da die Sinnesleistungen abnehmen, sie weniger schmecken und riechen, Speisen und Getränke oft als fad wahrnehmen und dazu neigen, sie zu übersalzen oder zu übersüßen.

Hierfür drei Tipps:

- Peppen Sie Speisen mit Gewürzen und frischen Kräutern auf und richten Sie sie farbenfroh an.
- Kochen Sie gemeinsam mit anderen, denn Essen ist mehr als nur reine Nahrungsaufnahme.
- Dekorieren Sie doch mal das Butterbrot am Abend mit einem lustigen Smiley-Gesicht aus Gemüse.

5

Zahlen im Alltag

Bewegter Start

Starten Sie täglich mit einer Bewegungsübung. Wählen Sie aus folgenden Aufgaben aus.

Zahlen in Bewegung bringen

»Schreiben« Sie die Zahlen von 0 bis 9 nacheinander mit folgenden Körperteilen:

- mit der Nasenspitze,
- mit einer Zehenspitze im Stehen (oder mit beiden Zehenspitzen im Sitzen),
- mit den Hüften (wie eine Bauchtänzerin),
- mit den Schultern (zuerst nacheinander, dann gleichzeitig).

Zum Beispiel: Für die »0« heben Sie die rechte Schulter und führen sie nach hinten, dann nach unten, nach vorne und wieder nach oben, um den Kreis zu schließen. Für die »1« ziehen Sie die rechte Schulter hoch und lassen sie wieder nach unten fallen und so weiter. Anschließend die Übungen mit der linken Schulter durchführen.

➲ **Diese Übungen trainieren die Konzentration und die Koordination, die Beweglichkeit im Schultergürtel und bei stehender Ausführung das Gleichgewicht.**

Beschriften Sie Notizzettel mit den Ziffern 0 bis 9.

- Legen Sie die beschrifteten Notizzettel auf den Boden und »schreiben« Sie im Sitzen durch Antippen mit den Fußspitzen die eigene Postleitzahl, das aktuelle Datum, Ihre Telefonnummer und so weiter.
- Verteilen Sie die Zettel durcheinander im Zimmer: auf der Fensterbank, in Regalen und so weiter. Sammeln Sie sie danach wieder ein, aber möglichst in der Zahlenfolge aufsteigend. Verteilen Sie die Zettel erneut und sammeln Sie sie bei diesem zweiten Durchgang in absteigender Zahlenfolge ein.

➲ **Diese Übung trainiert das Orientieren im Raum und erweitert den Blickwinkel.**

Übungen zur Konzentration

- Zählen Sie laut bis 100. Klatschen Sie bei jeder Zahl, die durch 7 teilbar ist oder eine 7 enthält, in die Hände.
- Zählen Sie rückwärts von 100 bis 1. Klatschen Sie bei den ungeraden Zahlen in die Hände.
- Zählen Sie bis 100. Sprechen Sie die geraden Zahlen laut und die ungeraden Zahlen leise; stampfen Sie bei den ungeraden Zahlen mit dem rechten Fuß auf.
- Zählen Sie rückwärts von 100 bis 1. Die durch 7 teilbaren Zahlen sprechen Sie dabei laut, die anderen leise. Stampfen Sie bei den geraden Zahlen mit dem linken Fuß auf.

➲ **Diese Übungen trainieren die Konzentration und die Informationsverarbeitung.**

Zahlen markieren

Nehmen Sie eine TV-Zeitschrift und einen farbig schreibenden Stift (beispielsweise einen, der rot schreibt) zur Hand. So sind Ihre Markierungen gut zu erkennen.

Nehmen Sie in der Zeitschrift ausschließlich die Ziffern in den Blick. Kreisen Sie auf einer Seite in aufsteigender Reihenfolge die Zahlen von 1 bis … ein. Dabei können Sie Einzelziffern zum Beispiel aus Uhrzeiten oder anderen Zahlenangaben herauslösen, etwa die 1 aus der Zeitangabe 19.30 Uhr, aber auch die 3, die 9 … Versuchen Sie beim Zählen möglichst weit zu kommen. Das schaffen Sie, indem Sie beispielsweise zwei nebeneinanderstehende Ziffern zu einer zweistelligen Zahl verbinden – in diesem Beispiel (19.30 Uhr) wären es die 30 oder die 93.

➲ Mit dieser Aufgabe trainieren Sie Ihr Arbeitsgedächtnis.

Mit Kopfrechnen Wartezeiten überbrücken

Das Einmaleins begegnet uns täglich – beim Einkaufen, beim Kochen oder bei Würfelspielen.

Sie können das Einmaleins gezielt trainieren, wenn Sie zum Beispiel bei Wartezeiten – sei es an der Kasse, an der Bushaltestelle oder beim Arzt – im Kopf Einmaleins-Aufgaben wiederholen. Beginnen Sie mit der 2er-Reihe ($1 \times 2 = 2$, $2 \times 2 = 4$, …) und arbeiten Sie sich vor bis zur 20er-Reihe.

➲ Mit dieser Übung trainieren Sie Ihre Konzentration.

Wortsammlungen für jeden Tag

1. Zahlen spielen im Alltag eine große Rolle, sei es bei den Zeiten im TV-Programm, in Häkelanleitungen, auf Kalendern … Suchen Sie weitere

Themen und Bereiche des täglichen Lebens, in denen Zahlen nicht wegzudenken sind.

2. Suchen Sie Sportarten, bei denen das Zählen wichtig ist – vom **A**utorennen bis zum **Z**ehnkampf.
3. Nennen Sie Gesellschaftsspiele mit Zahlen. Zum Beispiel: Elfer raus ...
4. Suchen Sie Wörter mit »-zahl« am Ende. Beispielsweise: Einzahl, Postleitzahl ...
5. Suchen Sie Begriffe, die Sie hinter das Wort »Zahl« hängen können, zum Beispiel: Zahl-Tag, Zahl-Karte ...
6. Suchen Sie Wörter, die mit »eins« beginnen. Beispiele wären: einsam, Einsatz, Einsicht ...
7. Zwillinge gesucht! Welche Dinge gibt es nur im Doppelpack oder haben mit der »Zwei« zu tun? Zum Beispiel: Zwillinge, Hochzeitspaar, Spiele für zwei wie Schach ...

➲ **Mit diesen Aufgaben trainieren Sie Ihre Wortfindungsfähigkeit und Ihre Denkflexibilität.**

Die 10-Sekunden-Pause im Alltag

Besonders in hektischen Phasen des Alltags hilft diese Wahrnehmungsübung bei der Kurzentspannung:

Schließen Sie die Augen. Richten Sie Ihre Aufmerksamkeit und Wahrnehmung bewusst auf jede Körperpartie, angefangen beim Kopf bis hinunter zu den Zehen.

Zehn Sekunden genügen, danach kehren Sie mit Ihren Gedanken zurück in den Alltag.

Tipp: 3-mal Gemüse + 2-mal Obst = 5 am Tag

Die Deutsche Gesellschaft für Ernährung (DGE) empfiehlt: Fünf Portionen Obst und Gemüse, also etwa fünf Handvoll am Tag, sind der beste Schutz vor Herz-Kreislauf-Erkrankungen. In Zahlen ausgedrückt sind das mindestens 400 Gramm Gemüse und 250 Gramm Obst pro Tag. Forscher aus Großbritannien empfehlen sogar sieben Portionen pro Tag für einen noch größeren Schutzeffekt.

Aber *Achtung*: Obst enthält mehr Fruktose, deshalb sollte man mehr Gemüse als Früchte verzehren.

Gemüse sollte immer als Beilage zu einem Hauptgericht serviert werden. Brote können zusätzlich mit einem Salatblatt, einer Tomaten- oder Gurkenscheibe belegt werden. Und als Abendsnack sind Gemüsestreifen (zum Beispiel Gurken, Paprika, Chicoréeblätter) mit Sour Cream als Dip einfach lecker!

6

Gefäße und Behälter

Bewegter Start

Starten Sie täglich mit einer Bewegungsübung. Wählen Sie aus folgenden Aufgaben aus.

Bechern

Als Material für diese Übungen brauchen Sie 2 hohe Coffee-to-go-Becher aus Pappe mit Außenrand am Boden und 2 kleine Tischtennisbälle.

Übung mit 1 Becher und 1 Tischtennisball:

- Legen Sie den Tischtennisball in einen Becher und lassen Sie ihn darin nach rechts und nach links kreisen; steigern Sie das Tempo langsam.
- Werfen Sie den Tischtennisball mit der rechten Hand hoch und fangen Sie ihn mit dem Becher in der linken Hand auf; machen Sie das mehrere Male, dann wechseln Sie die Seite und fangen den Ball mit dem Becher in der rechten Hand auf.
- Drehen Sie den Becher um und legen Sie den Tischtennisball auf die Unterseite des Bechers; lassen Sie ihn darauf nach rechts und nach links kreisen; steigern Sie das Tempo langsam. Halten Sie den Becher zuerst mit der gewohnten Hand, dann mit der anderen.

Übung mit 2 Bechern und 2 Tischtennisbällen:

- Drehen Sie die 2 Becher um und legen Sie jeweils 1 Tischtennisball auf die Unterseite eines Bechers. Jetzt werden beide Hände beschäftigt: Lassen Sie beide Tischtennisbälle auf den Bechern kreisen, nach rechts und nach links, und steigern Sie das Tempo langsam.

➲ **Diese Übungen trainieren die Geschicklichkeit und die Koordination.**

Bechern und buchstabieren

Übung mit 2 Bechern und 1 Tischtennisball:

- Halten Sie einen Becher in jeder Hand. In einem Becher liegt der Tischtennisball. Kippen Sie nun in gleichmäßigem Takt einen Ball immer wieder vom einen in den anderen Becher. Buchstabieren Sie gleichzeitig laut im Takt sprechend lange Wörter rückwärts, zum Beispiel »Geigenkasten«: N – E – T – S – A – K – N – E – G – I – E – G.

➲ **Dies ist eine Doppelaufgabe (Dual-Task-Training, gleichzeitiges Denken und Bewegen). Ein solches Training gibt Sicherheit im Alltag.**

Übung zur Wahrnehmung

Schließen Sie die Augen und überlegen Sie: Welche Gefäße oder Behälter befinden sich in dem Raum, in dem Sie sich gerade aufhalten? Aus welchen Materialien bestehen sie und wo befinden sie sich? Öffnen Sie die Augen und überprüfen Sie Ihre Erinnerung.

Einsilbige Geschichte

Überlegen Sie sich ein Gefäß, das aus einer Silbe besteht, zum Beispiel »Korb«. Entwickeln Sie daraus eine Geschichte mit nur einsilbigen Wörtern.

Zum Beispiel:

Hans steht im Wald. In der Hand hält er den Korb, den er sehr gern hat …

➲ **Diese Übung trainiert die Wortfindungsfähigkeit, den Satzbau und die Fantasie.**

Wortverwandlung: Vom TOPF zum MALZ

Ein kurzes Wort macht den Anfang, zum Beispiel »TOPF«. Bilden Sie daraus neue Wörter, indem Sie nacheinander immer nur einen Buchstaben verändern. Wo kommt der »TOPF« schließlich an?

Beispiel: TOPF
TO**R**F
TOR**E**
PORE
PO**L**E
MOLE
M**A**LE
MAL**Z**

Finden Sie eigene Wortverwandlungen.

➲ **Diese Übung trainiert die Wortfindungsfähigkeit.**

Wortsammlungen für jeden Tag

1. Welche Wörter kennen Sie für Tubeninhalte? Zum Beispiel: Salbe, Zahnpasta …

2. Was wird in Dosen verkauft? Zum Beispiel: Obst, Haarspray, Farben, Cola …

3. Nennen Sie Behälter für Flüssiges. Zum Beispiel: Reagenzglas, Flakon, Flasche ...
4. Welche Behälter für Festes gibt es? Zum Beispiel: Eierkarton, Geigenkasten, Aktentasche ...
5. Welche Behälter zum Aufbewahren fallen Ihnen ein? Zum Beispiel: Unterschrank, Vertiko, Schmuckschatulle ...
6. Kennen Sie Behälter als Zierde? Zum Beispiel: Vasen, Sammeltassen, Karaffen ...
7. Welche Behälter zum Tragen gibt es? Zum Beispiel: Ranzen, Korb, Tasche ...

➲ **Mit diesen Aufgaben trainieren Sie Ihre Wortfindungsfähigkeit und Denkflexibilität.**

Motivierende Sprüche im Glas

Schreiben Sie auf kleine Zettel Zitate oder Sprüche, die Ihnen gefallen und die Ihnen Motivation geben. Falten Sie sie zusammen und bewahren Sie sie in einem Glas auf. Immer, wenn Ihnen danach zumute ist, ziehen Sie daraus einen Zettel.

Upcycling: Hübsche Gefäße für die Küche selbst gestalten

Sammeln Sie wiederverschließbare Gläser und Flaschen, bemalen Sie sie (beispielsweise mit Kreidefarben) und beschriften Sie sie nach dem Trocknen mit einem entsprechenden Stift. Wer mag, kann die Farbe mit einem Mattlack fixieren und die Behälter mit Tafeletiketten bekleben.

Wie schädlich ist Aluminium für den Körper?

Aluminium ist in fast allen Nahrungsmitteln enthalten. Seit vielen Jahren hört man immer wieder, dass Aluminium im Körper Nervenschäden, Brustkrebs und sogar Demenz vom Alzheimer-Typ auslösen kann. Doch stimmt das auch?

Zwar haben Forscher erhöhte Aluminiumkonzentrationen in den Gehirnen von Alzheimerpatienten sowie in den für die Krankheit typischen Eiweißablagerungen gefunden, jedoch ist der Zusammenhang zwischen Aluminiumaufnahme und Alzheimer nicht wissenschaftlich belegt. Trotzdem warnt das Bundesinstitut für Risikobewertung (BfR) vor der Verwendung von Aluminiumfolie: »Die Aluminiumaufnahme, bedingt durch den unsachgemäßen Gebrauch von Alufolie, Alu-Grillschalen oder unbeschichteten Alu-Menüschalen und -Geschirr, ist für Verbraucherinnen und Verbraucher vermeidbar. Mit Blick auf die erhöhte Löslichkeit von Aluminium unter dem Einfluss von Säure und Salz sollten diese Produkte insbesondere nicht mit sauren oder salzhaltigen Lebensmitteln in Kontakt kommen, das heißt, Alufolie sollte nicht für das Einwickeln von sauren oder salzigen Lebensmitteln verwendet werden. Dazu gehören beispielsweise auch aufgeschnittene Äpfel, Tomaten, Rhabarber, Salzhering, mariniertes Fleisch oder Käse. Zum Grillen sind wiederverwendbare Schalen beispielsweise aus Edelstahl zu bevorzugen.«

7

Alkohol – in Maßen genießen

Bewegter Start

Starten Sie täglich mit einer Bewegungsübung. Wählen Sie aus folgenden Aufgaben aus.

Für diese Übungen brauchen Sie als Material 3 bis 10 Bierdeckel und 1 kleine Flasche.

- Drehen Sie einen Bierdeckel um seine Längsachse, das heißt, fassen Sie zuerst den Bierdeckel mit Daumen und Zeigefinger einer Hand an einer Seite an, drehen Sie den Deckel und nehmen Sie ihn mit den gleichen Fingern der jeweils anderen Hand an der gegenüberliegenden freien Seite ab. Greifen Sie nun mit der anderen Hand eine andere Seite des Deckels, drehen Sie ihn und nehmen Sie ihn wieder mit der anderen Hand ab. Drehen Sie so immer weiter.
- Balancieren Sie einen Bierdeckel auf einer Fingerkuppe vor dem Körper. Wechseln Sie Hände und Finger mehrmals, trainieren Sie die Finger der rechten und linken Hand. Wer weitere Herausforderungen sucht, kann es mit zwei Bierdeckeln probieren: an jeder Hand einen. Noch schwieriger wird es, wenn Sie beim langsamen Gehen durch den Raum die Bierdeckel balancieren.
- Bauen Sie aus mehreren Bierdeckeln eine möglichst vielteilige und hohe Pyramide.

➲ **Diese Übungen trainieren Koordination und Geschicklichkeit und sie fördern die Hirndurchblutung.**

Legen Sie sich auf glattem Boden (Parkett, PVC …) einen Bierdeckel unter einen Fuß und bewegen Sie sich so gehend durch den Raum. Der Bierdeckel wird mit dem Fuß geschoben beziehungsweise gezogen. Gleichzeitig hat der jeweils andere Fuß sicheren Bodenkontakt. Wechseln Sie die Füße, mal geht der linke Fuß mit Bierdeckel quasi im Schleppgang, mal der rechte.

➲ **Diese Übung trainiert die Koordination und die Gangsicherheit.**

- Legen Sie sich einen Bierdeckel auf den Kopf und bewegen Sie sich langsam gehend so durch den Raum, dass er nicht hinunterfällt.
- Halten Sie eine kleine Flasche senkrecht in der Hand, legen Sie einen Bierdeckel oben auf den Verschluss und transportieren Sie ihn so durch den Raum, dass er auf der Flasche liegen bleibt.

➲ **Diese Übung trainiert Geschicklichkeit, Körperhaltung und bewusstes Bewegen.**

- Hier eine Übung für Bierdeckel-Gang-Bewegungskünstler: Legen Sie drei Bierdeckel in einem Dreieck auf den Boden. Stellen Sie jeweils einen Fuß auf einen Bierdeckel, der dritte Bierdeckel liegt ein Stück davor. Es gilt nun, sich durch Umsetzen der Bierdeckel ein Stück weit fortzubewegen. Setzen Sie dazu einen Fuß auf den vorn liegenden Bierdeckel, heben Sie den frei gewordenen Bierdeckel auf und legen ihn ein Stück weiter nach vorn. Dann setzen Sie den nächsten Fuß darauf und so weiter.

➲ **Diese Übung trainiert die Beweglichkeit und die Bewegungssicherheit.**

Schnapszahlen finden

Sie brauchen für diese Übung 1 Stift und 1 Vorlage mit Zahlenspalten, zum Beispiel ein altes Telefonbuch, einen langen Kassenbon oder die Börsennachrichten aus der Zeitung.

- Gehen Sie die Spalten von oben nach unten zügig durch und markieren Sie alle Schnapszahlen, also immer zwei gleiche Ziffern nebeneinander, wie zum Beispiel 19**88**, 17**44**, **77**51, 6**11**3 und so weiter. Danach machen Sie zur Kontrolle einen zweiten, langsamen Durchgang. Wenn Sie noch einige übersehene Kombinationen entdecken, war Ihr Tempo günstig; sind es sehr viele, drosseln Sie beim nächsten Mal Ihre Arbeitsgeschwindigkeit.
- Brauchen Sie eine größere Herausforderung, suchen Sie keine nebeneinanderstehenden Schnapszahlen, sondern solche, die diagonal übereinanderstehen, zum Beispiel:
- 84
- 41

So trainieren Sie Ihre Informationsverarbeitungsgeschwindigkeit.

Das Bierdeckel-Puzzle

- Zerschneiden Sie einen Bierdeckel mit einem Schäl- oder Teppichmesser in mehrere ungleichmäßige Teile, mischen Sie die Teile und setzen Sie sie wieder zusammen.
- Zerschneiden Sie zwei oder drei Bierdeckel mit einem Schäl- oder Teppichmesser in mehrere ungleichmäßige Teile, mischen Sie die Teile und setzen Sie danach die Originale wieder zusammen.

Diese Übungen trainieren das räumlich-konstruktive Denken.

Wortsammlungen für jeden Tag

1. Nennen Sie Marken und Sorten alkoholischer Getränke von A bis Z.
2. Welche alkoholfreien Kaltgetränke kennen Sie?
3. Erstellen Sie ein Bier-Alphabet mit Begriffen und Marken rund um den Gerstensaft – von **A**le bis **z**apfen …

4. Alkohol ist nicht nur in Getränken enthalten. Worin sonst noch?
5. Welche Gefäße für alkoholische Getränke kennen Sie?
6. Sind Ihnen Lieder rund ums Trinken bekannt? Welche?
7. Welche Snacks fallen Ihnen ein, die zu Bier, Wein und Spirituosen schmecken?

➲ **Mit diesen Übungen trainieren Sie Ihre Wortfindungsfähigkeit und Denkflexibilität.**

Achtsamkeitstraining bei Alkoholkonsum

Eine Londoner Forschungsgruppe fand bei der Untersuchung von Personen mit riskantem Alkoholkonsum heraus, dass schon ein kurzes, elfminütiges Achtsamkeitstraining das Verlangen nach Alkohol direkt nach dem Training und in der Woche danach deutlich verringerte. Die Probanden waren angeleitet worden, ihre Aufmerksamkeit auf Gefühle und körperliche Empfindungen zu richten – mit dem Ziel, das Verlangen nach Alkohol als vorübergehenden Zustand zu verstehen. Die Studie zeigte, dass sich so das akute Verlangen nach Alkohol reduzieren lässt.

Zum Nachdenken und Diskutieren

*»Eine Gewohnheit
kann man nicht aus dem Fenster werfen.
Man muss sie die Treppe hinunterboxen,
Stufe für Stufe.«*

MARK TWAIN

Tipp: Alkoholfreies Bier – reiner Geschmack ohne Rausch

Bei vielen Biertrinkenden hält sich hartnäckig das Vorurteil, die alkoholfreie Variante von Bier sei wie Schwimmen ohne Wasser, sie schmecke einfach nicht. Doch bei den meisten Leuten liegt der letzte Schluck alkoholfreies Bier, wenn es ihn überhaupt gab, lange zurück. Tatsächlich hat sich in den letzten Jahren beim alkoholfreien Bier viel getan. Ein Blick in den gut sortierten Getränkehandel zeigt aktuell von verschiedenen Brauereien neben alkoholfreiem Pils und Weizen auch neue Sorten wie Lager, Ale, Altbier, sogar Biere mit Aromen wie Mango, Schokolade oder Kaffee. Neue Brauverfahren und spezielle Hefesorten bringen Geschmack ins Glas, auch ohne Alkohol. Neben dem klassischen Alkoholfreien, das bis zu 0,5 Volumenprozent Alkohol enthalten darf, gibt es heute zusätzlich die sogenannten Nullnuller, denen wirklich alle Prozente entzogen wurden. Im Vergleich zum »normalen« Bier hat die alkoholfreie Variante weniger Kalorien, ist besser für die Fitness, erhält den Konsumierenden einen klaren Kopf und ist bei Sporttreibenden nach dem Sport als isotonisches Getränk beliebt. Also: Probieren Sie doch einfach mal verschiedene Sorten von alkoholfreiem Bier aus und finden Sie Ihre eigene Vorliebe heraus!

8

Taschen – modisches Accessoire oder nur praktisch?

Bewegter Start

Starten Sie täglich mit einer Bewegungsübung. Wählen Sie aus folgenden Aufgaben aus.

Als Material brauchen Sie 1 Einkaufsbeutel und 1 Tennisball (alternativ 1 große Zwiebel oder Ähnliches).

Legen Sie den Tennisball in den Einkaufsbeutel, sodass Sie den Beutel wie eine Schleuder benutzen können. Machen Sie pro Übung mehrere Durchgänge.

- Fassen Sie den Beutel mit einer Hand oben an den Griffen. Lassen Sie den Beutel neben dem Körper baumeln und ihn dann aus dem Handgelenk heraus kreisen – einmal rechts- und dann linksherum; machen Sie das mit der rechten und linken Hand im Wechsel.
- Der Beutel hängt am langen Arm neben dem Körper. Schwingen Sie nun den Arm nach vorn und nach hinten; machen Sie die Übung jeweils mit dem rechten und linken Arm im Wechsel, indem Sie den Beutel vorne von einer Hand in die andere übergeben.
- Machen Sie die Übung wie vorher, aber übergeben Sie den Beutel vorn UND hinten. Wechseln Sie dann die Richtung.
- Schwingen Sie den Beutel mit einem langen Arm vor dem Körper weit nach links und nach rechts, beide Arme im Wechsel.

- Schwingen Sie den Beutel mit einem langen Arm vor dem Körper weit nach links und nach rechts, beide Arme im Wechsel. Aber begleiten Sie dieses Mal die Bewegung großräumig mit dem gesamten Rumpf, bewegen Sie den Oberkörper fließend mit.
- Beschreiben Sie mit dem Beutel komplette Kreise in allen Richtungen rund um Ihren Körper herum – vorn, seitlich ...

➲ **Diese Übungen trainieren die Beweglichkeit im Arm-Schulter-Gürtel, stabilisieren den Rumpf und regen den Kreislauf an.**

➲ **Achten Sie bei allen Aufgaben darauf, dass der Beutel – und damit der Arm – tatsächlich schwingt und Sie ihn nicht führen!**

- Übung im Sitzen: Falten Sie den Beutel ohne Tennisball und legen Sie ihn auf den Boden unter eine Fußsohle. Bewegen Sie nun das Bein weit ausholend vor und zurück, dabei hat der Fuß ständig Bodenkontakt und führt mit dem Beutel Wischbewegungen in alle Richtungen aus. Machen Sie mehrere Durchgänge mit dem rechten und linken Fuß im Wechsel.

➲ **Diese Übung trainiert die Beinbeweglichkeit und bringt die Durchblutung in Schwung.**

Tascheninspektion

Nehmen Sie eine Ihrer Taschen, die Sie regelmäßig benutzen – sei es eine Hand-, Sport- oder Aktentasche –, einmal genauer unter die Lupe. Sollten Sie nicht zu den Menschen gehören, die gewöhnlich Taschen in Gebrauch haben, füllen Sie für diese Übung extra einen Beutel mit vielen kleinen Gegenständen aus Ihrer Wohnung. Am besten aus einer Schublade, in der sich allerhand nicht gebrauchte Dinge angesammelt haben. Schütten Sie dann den kompletten Inhalt der Tasche auf den Tisch. Es sollten mindestens 30 Kleinteile sein – von der Büroklammer bis zum Lippenstift.

- Ordnen Sie nun die Gegenstände immer wieder neu nach unterschiedlichen Merkmalen. Bilden Sie wechselnde Gruppen, zum Beispiel nach Farbe, Größe, Material, Verwendungszweck und so weiter.

➲ **Mit dieser Übung fördern Sie die Strukturbildung beim Denken und entwickeln Weitblick für immer neue Lösungen und Möglichkeiten.**

- Ermitteln Sie nach dem Zufallssystem jeweils einen Buchstaben (zum Beispiel, indem Sie sich einen Buchstaben aus der Zeitung suchen oder ein Telefonbuch an beliebiger Stelle aufschlagen). Finden Sie nun möglichst viele Gegenstände aus Ihrem Haufen, die mit dem betreffenden Buchstaben beginnen. Dabei dürfen Sie kreativ werden, denn für viele Dinge gibt es nicht nur ein einziges Wort (beispielsweise kann ein **P**ortemonnaie auch eine **G**eldbörse sein oder ein **M**ünzenetui und so weiter).
- Sortieren Sie die Gegenstände nach dem Alphabet, entsprechend ihren Anfangsbuchstaben. Versuchen Sie, dabei für möglichst viele Buchstaben ein Teil zu finden.

➲ **Diese Übungen trainieren die Denkflexibilität und die Wortfindungsfähigkeit.**

- Schließen Sie die Augen und greifen Sie nach einem der Gegenstände. Erkennen Sie allein durch Tasten, um was es sich handelt? Beschreiben Sie mit Worten, wie sich das Ding anfühlt.

➲ **Hier üben Sie Ihre taktile Wahrnehmung.**

- Packen Sie alle Gegenstände wieder in die Tasche. Lenken Sie sich kurz ab, bevor Sie an die nächste Übung gehen.
- Versuchen Sie dann nach dieser kurzen Pause, sich an möglichst viele Teile von Ihrem Tascheninhalt zu erinnern.

➲ **Diese Übung trainiert die Basis-Lerngeschwindigkeit.**

Wortsammlungen für jeden Tag

1. Welche Bestandteile von Taschen kennen Sie? Zum Beispiel: Reißverschluss …
2. Welche Taschenarten gibt es? Zum Beispiel: Reisetasche …
3. Finden Sie Wörter mit »Tasche«, die einen anderen Gegenstand als eine Tasche bezeichnen. Zum Beispiel: Taschenkrebs …
4. Fallen Ihnen Synonyme (Begriffe mit gleicher oder ähnlicher Bedeutung) für »Tasche« ein? Zum Beispiel: Rucksack …
5. Kennen Sie Redensarten mit »Tasche«? Nennen Sie sie.
6. Welche Materialien, aus denen Taschen gefertigt sind, gibt es? Zum Beispiel: Leder …
7. Bei welchen Gelegenheiten brauchen Sie Taschen? Zum Beispiel: zum Einkaufen …

Mit diesen Aufgaben trainieren Sie Ihre Wortfindungsfähigkeit und Denkflexibilität.

Einkaufstasche statt Plastiktüte

Jedes Jahr wächst der Müllberg. Inzwischen ist wohl jedem Menschen klar, dass der bedenkenlose Einsatz von Plastiktüten ein Ende haben muss. Dabei heißt die Devise »Vermeiden statt ersetzen«, denn Papiertüten oder Baumwollbeutel sind nicht besser, wenn sie nur einmal benutzt werden. Deshalb gehört die gute alte Einkaufstasche in jeden Haushalt, ist sie doch ein wichtiger Beitrag zum Umweltschutz. Es gibt viele einfache und platzsparende Einkaufstaschen, sodass es möglich ist, immer eine dabeizuhaben.

Tipp: Lunchbag aus Wachstuch nähen (lassen ☺)

Eine gute und trendige Idee sind sogenannte Lunchbags für den Transport von Lebensmitteln. Aus Wachstuch genäht und mit Klettband zu verschließen, sind sie ein perfekter Aufbewahrungsort für Bananen, Äpfel oder andere Lebensmittel in Taschen. Das Internet bietet zahlreiche Nähanleitungen. Und wer nicht selbst näht, kennt vielleicht jemanden, der oder die das kann.

Notizen

9

Einkaufen – shoppen ohne Zettel

Bewegter Start

Starten Sie täglich mit einer Bewegungsübung. Wählen Sie aus folgenden Aufgaben zum Thema »Becher-Balance« aus.

Als Material brauchen Sie 2 Kunststoffbecher (zum Beispiel Joghurt- oder Sahnebecher).

- Nehmen Sie einen Becher, stellen Sie ihn mit der Öffnung nach oben auf Ihre flache Handfläche und balancieren Sie ihn. Bewegen Sie dabei den Arm im Wechsel zum Körper hin und vom Körper weg, nach oben, unten, vorn, hinten, rechts und links, möglichst ohne, dass der Becher hinunterfällt. Führen Sie die Übung abwechselnd mit der rechten und linken Hand aus. Sie können dabei gleichzeitig auch gehen, wenn Sie möchten.
- Verfahren Sie wie bei der vorherigen Übung, balancieren Sie jedoch den Becher auf dem Handrücken.
- Verfahren Sie wie bei der ersten Übung, balancieren Sie nun aber auf beiden Händen je einen Becher auf den Handflächen. Bewegen Sie beide Becher möglichst synchron.
- Verfahren Sie wie bei der vorherigen Übung, bewegen Sie nun beide Becher gegenläufig, das heißt gleichzeitig den einen Becher vom Körper weg, den anderen zum Körper hin.

- Nehmen Sie zwei Becher, balancieren Sie einen Becher mit der Öffnung nach oben auf Ihrer flachen Handfläche und den anderen Becher auf dem Handrücken. Malen Sie mit ihnen Kreise und schreiben Sie große Zahlen oder Buchstaben in die Luft.
- Stellen Sie im Sitzen einen Becher mit der Öffnung nach unten auf eines Ihrer Knie. Heben Sie dann das Knie an und senken Sie es, anschließend bewegen Sie es seitwärts hin und her. Führen Sie die Übung abwechselnd mit dem rechten und dem linken Knie aus.
- Knüllen Sie Papier zu einem Ball zusammen und legen Sie diesen Papierball in einen Becher. Werfen Sie dann mit dem Becher den Ball hoch und fangen ihn damit auch wieder auf. Wie oft nacheinander gelingt es Ihnen, ohne dass der Ball auf den Boden fällt?

➲ **Diese Übungen trainieren die Geschicklichkeit und die Hand-Auge-Koordination.**

Merkstrategie: Der Körper als Einkaufsliste

Zu den ältesten Methoden, bei denen das bildhafte Vorstellungsvermögen eingesetzt wird, gehört die sogenannte Loci-Methode (lateinisch *loci* = Plätze, Orte). Bei dieser Methode stellt man sich zunächst in Gedanken einen Weg vor, den man genau kennt, beispielsweise den Weg durch die eigene Wohnung. Es kann aber auch ein Weg durch den eigenen Körper sein, die Merkstationen sind dann zum Beispiel einzelne Körperteile.

Gehen Sie nun in Gedanken Ihren Weg (den durch die Wohnung oder den durch den Körper) und verbinden Sie mit jedem markanten Punkt in der Wohnung (oder jedem Körperteil) einen der zu merkenden Begriffe.

Diese Methode eignet sich besonders zum Zusammenstellen von Einkaufslisten. Probieren Sie es mit der folgenden Übung aus, hier gehen wir den Weg durch unseren Körper:

Auf Ihrer Einkaufsliste stehen:

Spinat, Eier, Nudeln, Joghurt, Kaffeepads, Walnüsse, Mehl, Einmalhandschuhe, Waschmittel, Vogelfutter.

Beginnen Sie mit den Füßen: Sie stellen sich vor, wie Ihre Füße durch eine Spinatmasse stampfen. An den Kniescheiben spüren Sie, wie Eigelb aus zerbrochenen Eiern ihr Bein herunterrinnt, an der Hüfte ... und so weiter.

Dabei gilt: Die Bilder im Kopf haften am besten durch die Verknüpfung mit sinnlichen Wahrnehmungen (»die Milch kocht am Herd über, alles riecht danach ...«) und Übertreibungen (»die Eimasse ist glibberig auf dem Wohnzimmertisch verteilt« – je kurioser die Vorstellungen sind, desto »merk«-würdiger sind sie).

Nun sind Sie dran: Verknüpfen Sie Ihre Einkaufsliste mit zehn Stationen von den Füßen bis zum Kopf oder mit Ihrem Weg durch die Wohnung. Dann machen Sie eine Pause – beispielsweise indem Sie dieses Kapitel zu Ende lesen – und schreiben danach alle Dinge auf, die Sie sich gemerkt haben.

Übrigens: Die Routen können Sie beliebig oft verwenden! Neue Produkte überlagern die Einkaufsliste von gestern!

Mit dieser Aufgabe trainieren Sie Ihre Merkfähigkeit und Ihre Fantasie.

Übungen für jeden Tag

1. Erstellen Sie beim nächsten Wochenmarkt- oder Supermarktbesuch Ihr persönliches Einkaufsalphabet von **A**nanas bis **Z**itrone: Laufen Sie die Waren in alphabetischer Reihenfolge an, dabei dürfen Sie – außer X und Y – keinen Buchstaben überspringen!
2. Wie viele Produkte finden Sie, für die es Redewendungen gibt? Zum Beispiel: das Gelbe vom Ei, das Salz in der Suppe ...
3. Schreiben Sie Ihren Einkaufszettel wie gewohnt, lassen Sie ihn dann aber zu Hause liegen und versuchen Sie eine Merkstrategie, die oben beschrieben ist. Vergleichen Sie anschließend Ihre Einkäufe mit dem Zettel.
4. Schreiben Sie ein vierzeiliges Gedicht über ein Produkt von Ihrer Einkaufsliste, möglichst gereimt.

5. Basteln Sie aus Prospekten ein Einkaufs-Memory (Merkspiel mit Bildpaaren), indem Sie jeweils zwei gleiche Produkte ausschneiden (zum Beispiel Sonderangebote von Kaffee oder Schokolade oder Getränken ...). Legen Sie die ausgeschnittenen Teile mit der Bildseite nach unten auf den Tisch, vermischen Sie die Teile und versuchen Sie – mit einem Partner oder mit der Familie –, jeweils zwei gleiche Bilder eines Produkts aufzudecken. Wer die meisten Bildpaare gefunden hat, hat gewonnen.
6. Blättern Sie morgens die Tageszeitung durch und schreiben Sie so viele Artikel aus den Werbeanzeigen auf, wie Sie sich merken konnten.
7. Führen Sie im Kopf ein Haushaltsbuch; wenn Sie jeden Abend Ihre Ausgaben für Einkäufe aufschreiben, trainieren Sie gleichzeitig Ihr Gehirn.

➲ **Mit diesen Übungen trainieren Sie Ihre Konzentrationsfähigkeit, Wortfindungsfähigkeit, Merkfähigkeit und Ihre Denkflexibilität.**

Achtsamkeit beim Einkaufen

Sicherlich ist es schon fast jedem so ergangen: Nach dem Einkaufen im Supermarkt stellt man fest, dass man etwas gekauft hat, das nicht auf der Einkaufsliste stand. Die neue Teesorte sah in der nostalgischen Emailledose eben so hübsch aus, dass man sie einfach mitgenommen hat. Das ist nur ein Beispiel.

Studien haben gezeigt, dass auch die Musikuntermalung im Warenhaus oder im Supermarkt das Einkaufsverhalten beeinflusst: Bei langsamer Musik verweilen die Kunden länger im Laden, italienische Musik kann dazu verführen, einen italienischen Wein zu kaufen anstatt eines französischen.

Wie soll man dem begegnen? Hier einige Tipps:

- Gehen Sie nicht hungrig einkaufen.
- Fragen Sie sich bei jedem Produkt, das nicht auf Ihrem Einkaufszettel steht: Brauche ich den Artikel unbedingt? Was gefällt mir daran beson-

ders? Kaufe ich ihn nur, weil er gerade günstig ist? Was nützt er mir – jetzt, später, in einer Woche? Wie lange muss man dafür arbeiten?

Solche Fragen helfen, den Einkauf achtsamer zu gestalten und gleichzeitig Geld zu sparen.

Zum Nachdenken und Diskutieren

»Der Mensch ist, was er isst.«

Ludwig Feuerbach

»Wenn du einkaufen gehst,
benutze deine Augen,
nicht deine Ohren.«

aus Tschechien

Notizen

10

Paare – alles im Doppel

Bewegter Start

Starten Sie täglich mit einer Bewegungsübung. Wählen Sie aus folgenden Aufgaben aus.

Als Material brauchen Sie: 1 Paar Socken, 2 Tennisbälle, 1 Papierkorb oder einen ähnlichen Behälter.

- Fingerübung: Ziehen Sie über beide Hände je eine Socke. Spreizen Sie dann Ihre Finger gegen den Widerstand der Socken so weit wie möglich und lockern Sie sie dann wieder.

➲ **Diese Übung trainiert die Beweglichkeit der Finger.**

- Sockenball: Stülpen Sie beide Socken so ineinander, dass ein Ball entsteht. Nun kneten, rollen, werfen und fangen Sie den Sockenball – erst beidhändig, danach mit der rechten und linken Hand im Wechsel.

➲ **Diese Übung fördert die Hirndurchblutung.**

- Socken-Bola schwingen: Füllen Sie beide Socken mit je einem Tennisball und verknoten Sie sie oben so, dass eine Wurfkugel, eine sogenannte Bola, entsteht. Fassen Sie diese Bola am oberen Sockenbündchen und schwingen Sie sie mit langen Armen neben dem Körper vor und zurück – mit dem rechten und linken Arm nacheinander, gleichzeitig, parallel und gegengleich.

➲ **Diese Übung trainiert die Koordination und die Beweglichkeit der Schultergelenke.**

- Zielwerfen mit der Socken-Bola: Stellen Sie mit etwas Entfernung den Papierkorb oder den Behälter auf. Werfen Sie nun mit gestreckten Armen schwingend die Wurfkugeln hinein. Vergrößern Sie nach und nach die Entfernung zum Papierkorb und machen Sie mehrere Durchgänge.

➲ **Diese Übung trainiert die Auge-Hand-Koordination.**

- Partnerübung: Üben Sie mit einem Gegenüber. Werfen Sie sich den Sockenball oder die Bola gegenseitig zu. Schwieriger wird es, wenn Sie eine Bola und einen Ball gleichzeitig werfen. Noch schwieriger, wenn Sie unabhängig von den Ballwechseln zeitgleich beliebige Begriffe zum Thema »Paare« nennen.

➲ **Das ist eine Zwei-Aufgaben-Übung (Dual-Task-Training). Sie fördert die Sicherheit im Alltag, sich auf zwei Dinge gleichzeitig zu konzentrieren.**

Doppelbuchstaben streichen

Nehmen Sie eine alte Zeitung und einen farbigen Stift zur Hand. Wählen Sie einen kurzen Artikel aus der Zeitung, den Sie später nicht mehr lesen möchten. Gehen Sie den Text zügig von Anfang bis Ende durch. Immer, wenn zwei gleiche Buchstaben hintereinander auftauchen – auch in verschiedenen Wörtern oder aufeinanderfolgenden Zeilen –, markieren Sie diese. Finden Sie in einem zweiten, langsameren Durchgang weitere Doppelbuchstaben, haben Sie in einem günstigen Trainingstempo gearbeitet.

Finden Sie beim zweiten Durchgang nur noch sehr wenige Doppelbuchstaben, sollten Sie beim nächsten Mal schneller arbeiten.

Zum Beispiel: Gehen Si**e e**inen Text schne**ll** durc**h. H**ilfsmittel wi**e e**in Lineal sind zu vermeiden.

- **Mit dieser Übung trainieren Sie Ihre Informationsverarbeitungsgeschwindigkeit.**

Paariges ABC

Stellen Sie eine Wortliste zusammen, in der nacheinander in jeweils einem Wort die Buchstaben des Alphabets paarig vorkommen. Die Doppelbuchstaben können an beliebiger Stelle im Wort stehen. Für die Buchstaben J, Q, X und Y gibt es keine passenden Wörter in der deutschen Sprache, aber für alle anderen schon, zum Beispiel: P**aa**r, E**bb**e, Zu**cc**hini …

- **Sie trainieren so die Wortfindungsfähigkeit und bei zügiger Sammlung nur im Kopf, ohne aufzuschreiben, zusätzlich das Arbeitsgedächtnis.**

Wortsammlungen für jeden Tag

1. Welche berühmten Paare kennen Sie? Zum Beispiel: Pat & Patachon …
2. Nennen Sie Lebensmittel und ihre typischen Beilagen. Beispielsweise: Pommes mit Mayonnaise, Würstchen mit Senf …
3. Welche Sportarten für zwei Personen fallen Ihnen ein? Zum Beispiel: Tischtennis, Zweierbob …
4. Nennen Sie alles, was »doppelt« ist. Zum Beispiel: Doppelpunkt, Doppelbett …
5. Welches »Paarige« im und am menschlichen Körper gibt es? Beispielsweise: Ohren …
6. Welche Wörter mit »Paar« kennen Sie? Zum Beispiel: Paarlauf …

7. Verfassen Sie Stabreime. Dabei sind immer zwei Wörter, meist mit gleichen Anfangsbuchstaben, fest miteinander verbunden. Wie zum Beispiel: Mann und Maus, Kind und Kegel, drunter und drüber …

➲ **Mit diesen Übungen trainieren Sie Ihre Wortfindungsfähigkeit und Ihre Denkflexibilität.**

Achtsamkeit in der (Paar-)Beziehung

Ein respektvolles und achtsames Miteinander ist das A und O einer Beziehung – nicht nur in der Partnerschaft, sondern ebenso im Umgang mit anderen Bezugspersonen. Vielfach geht im privaten wie im beruflichen Alltag die Aufmerksamkeit, die Menschen sich gegenseitig entgegenbringen, verloren. Oft entgeht Menschen das, was ihrem Gegenüber wichtig ist: die neue Frisur, der liebevoll gedeckte Tisch, die Vorliebe für eine Teesorte …

Routine erstickt die Achtsamkeit. Deshalb sollte man die »Partnerlandkarte« im eigenen Gehirn immer wieder aktualisieren, im Hier und Jetzt eines zweisamen Augenblicks präsent sein, bewusst wahrnehmen, zuhören, Aufmerksamkeit schenken und Veränderungen am Gegenüber bewusst registrieren.

Versuchen Sie, an jedem Tag in mindestens einer Zweiersituation in diesem Sinne achtsam zu sein.

Tipp: Powerpaare – Lebensmittel richtig kombinieren

Im Alltag kombinieren wir Lebensmittel meist instinktiv und nach Geschmack. Nur wenige Menschen machen sich Gedanken darüber, dass eine Kombination ein Lebensmittel gesund oder ungesund machen kann. So werden manche Nahrungsmittel erst durch die Ergänzung neutralisierender Stoffe verträglich, bei anderen entfaltet erst die Zusammenstellung mit weiteren Beigaben eine gesunde Wirkung.

Solche eine gute Kombination stellen zum Beispiel Tomate und Olivenöl dar. Nur das pflanzliche Öl kann den wertvollen Stoff Lycopin, der das Immunsystem stärkt, aus dem Gemüse herauslösen. Und geschmacklich sind beide ohnehin ein Traumpaar.

Ein anderes Powerpaar sind Schnitzel und Zitrone. Zusammen liefern sie viel Eisen, denn das Vitamin C der Frucht hilft, das Eisen aus dem Fleisch aufzunehmen.

Ziemlich beste Freunde sind auch Kraut und Kümmel. Der Kümmel wirkt gegen Blähungen und Magenkrämpfe.

Ebenso verhält es sich mit Pilzsalat und Joghurtdressing. Das Vitamin D der Pilze stärkt in Kombination mit dem Kalzium der Milch die Knochen.

Auch grüner Tee und gepresster Zitronensaft passen ideal zusammen. Amerikanische Wissenschaftler fanden heraus, dass der Zitronensaft die Aufnahme der sogenannten Antioxidantien, der Radikalfänger, enorm erhöht.

11

Stoffe – einfach anziehend

Bewegter Start

Starten Sie täglich mit einer Bewegungsübung. Wählen Sie aus folgenden Aufgaben aus.

Als Material benötigen Sie 1 Frotteehandtuch.

Stellen Sie sich locker hin, die Füße hüftbreit auseinander und die Knie leicht gebeugt, um die Gelenke zu entlasten.

- Formen Sie das Frotteehandtuch zu einer Rolle. Fassen Sie mit der linken Hand das Handtuch an beiden Enden und lassen Sie es aus der Schulter heraus locker nach vorne und nach hinten schwingen. Machen Sie immer größere Schwungbewegungen, sodass auch die Wirbelsäule bewegt wird. Die Knie federn locker mit. Schwingen Sie einige Male, dann nehmen Sie das Handtuch in die andere Hand.
- Machen Sie die gleiche Übung wie vorher, übergeben Sie jedoch das Frotteehandtuch immer abwechselnd vorne von der einen in die andere Hand, dann schwingen Sie nach hinten und übergeben es wieder vorne in die andere Hand und so weiter.
- Stellen Sie sich leicht gegrätscht auf, die Knie sind ein wenig gebeugt. Nehmen Sie nun das Frotteehandtuch an den kurzen Seiten, jede Hand fasst eines der Enden. Spannen Sie nun das Frotteehandtuch auseinander und halten Sie es mit beiden Händen; ziehen Sie es bis zur Schulterhöhe nach oben und wieder nach unten. Atmen Sie beim Hochziehen tief ein und beim Absenken tief aus.

- Bewegen Sie das Frotteehandtuch mit beiden Armen nach oben, führen Sie es über den Kopf hinter die Schultern und wieder zurück nach vorne. Wiederholen Sie die Bewegung mehrfach.
- Lassen Sie aus der gleichen Ausgangsstellung wie bei der Übung vorher das Frotteehandtuch um den Kopf kreisen – mehrmals rechtsherum und linksherum. Bewegen Sie dabei den Rumpf mit und beugen Sie sich wechselseitig nach links und rechts. Halten Sie dabei das Frotteehandtuch immer hoch.
- Halten Sie das Frotteehandtuch an den Enden straff als Strang vor dem Körper und führen Sie nach vorn kreisend Bewegungen aus wie ein Rad einer Wassermühle. Drehen Sie dabei den Oberkörper wechselweise nach links und rechts.
- Halten Sie das Handtuch an den Enden und straffen Sie es auseinander. Dann strecken Sie die Arme weit nach vorne und ziehen dann das gestraffte Frotteehandtuch wieder zur Brust heran. Ziehen Sie dabei die Schulterblätter eng zusammen.

➲ **Diese Übungen trainieren den Arm-Schulter-Gürtel und die Rumpfmuskulatur, sie regen die Durchblutung an und fördern das Körpergefühl.**

Wortsammlungen für jeden Tag

1. Sammeln Sie Wörter für Textilstoffarten. Zum Beispiel: Samt, Cord …
2. Welche Wörter, die auf »-stoff« enden, kennen Sie?
3. Finden Sie zu jedem Buchstaben des Alphabets ein Kleidungsstück UND eine Stoffart. Zum Beispiel: ein **A**nzug aus **A**tlasseide, eine **B**luse aus **B**rokat … bis zum **Z**weireiher aus **Z**ellstoff.
4. Nennen Sie Berufe, die eine spezielle Berufskleidung verlangen. Aus welchem Stoff besteht diese Kleidung typischerweise?
5. Welche Berufe, die mit Textilstoffen zu tun haben, kennen Sie?
6. Wissen Sie, welche Stoffe zu bestimmten Zwecken verwendet werden? Zum Beispiel: Nylon für Hemden und Strümpfe, Filz für Untersetzer …

7. Können Sie sagen, welche Textilstoffe in Raumausstattung und Inneneinrichtung Verwendung finden? Zum Beispiel: Polyester und Leinen für Gardinen ...

➲ **Mit diesen Übungen trainieren Sie Ihre Wortfindungsfähigkeit und Denkflexibilität.**

Augen auf beim Kleiderkauf!

Denken Sie daran, dass Sie Kleidung täglich auf Ihrer Haut tragen. Schon allein aus diesem Grund sollten Sie beim Kleiderkauf auf möglichst ökologisch wertvolle Materialien achten (zum Beispiel Biobaumwolle).

Investieren Sie lieber ein paar Euro mehr und haben dadurch länger Freude an Ihrer Kleidung. Zeitlose Stücke können immer wieder durch trendige Accessoires aufgepeppt werden.

Übrigens können Sie auch auf dem Flohmarkt oder im Secondhandshop schöne Schnäppchen machen.

Hinterfragen Sie auch die Standards bei der Herstellung des Kleidungsstücks, wenn möglich auch die Arbeitsbedingungen.

Entsorgen Sie nicht gleich ein Kleidungsstück, wenn es noch reparabel ist – kleine Ausbesserungen können Sie selbst per Hand vornehmen. Manchmal lohnt sich auch der Weg zur Änderungsschneiderei. Und wenn Sie doch etwas ausrangieren möchten, bringen Sie es entweder ins Gebrauchtkaufhaus oder achten Sie darauf, Ihre Kleidung in einen Container einer gemeinnützigen Einrichtung zu geben, denn diese finanzieren mit dem Erlös viele Aufgaben für die Gesellschaft.

Kurz geklärt: Was ist eigentlich »Stoff«wechsel?

Als »Stoffwechsel« (Fachbegriff: Metabolismus) bezeichnet man die gesamten biochemischen Vorgänge innerhalb des Körpers, die einerseits für den Aufbau, Abbau und Erhalt der Körpersubstanz zuständig sind, aber auch der Energiegewinnung dienen. Kurz gesagt: Alle zugeführten Nahrungsmittel werden im Körper so verstoffwechselt, dass er seine Aufgaben erfüllen kann.

Man unterscheidet unterschiedliche Stoffwechselprozesse:

- Kohlenhydratstoffwechsel: Kohlenhydrathaltige Lebensmittel werden durch Verdauungsenzyme in kleine Zuckermoleküle (zum Beispiel Glukose, Fruktose) zerlegt, die über das Blut in die Zellen gelangen und dem Körper als Energielieferanten zur Verfügung stehen. Ein Zuviel an Kohlenhydraten wird von der Leber in Fett umgewandelt, das sich leider an unliebsamen Stellen als »Pölsterchen« für magere Zeiten deponiert.
- Eiweißstoffwechsel: Während des Verdauungsprozesses zerlegen Enzyme die Eiweiße aus der Nahrung in einzelne Aminosäuren, die ebenfalls über das Blut in die Zellen gelangen. Der Körper benötigt sie nicht nur zur Energiegewinnung, sondern auch zum Aufbau von neuen Enzymen und Muskelzellen.
- Fettstoffwechsel: Unter anderem profitieren Nerven, Gehirn, Zellwände und Hormone von den verschiedenen Fetten und ihren Bestandteilen, den Fettsäuren.
- Mineralstoffwechsel: Mineralstoffe (zum Beispiel Magnesium und Kalzium) und Spurenelemente (wie Jod und Eisen) kann der Körper nicht selbst herstellen, sondern muss sie über die Nahrung zuführen. Phosphor und Kalzium sind für den Aufbau von Zähnen, Knochen und Muskeln unerlässlich.

Von einer »Stoffwechselstörung« spricht man, wenn die biochemischen Umwandlungsprozesse gestört sind und die Verwertung von Nährstoffen nicht richtig funktioniert.

Eine vollwertige gesunde Ernährung und ausreichend Bewegung helfen dabei, den Energiestoffwechsel anzukurbeln, um den Alltag mit Schwung und Elan zu meistern.

12

Rendezvous im Garten

Bewegter Start

Starten Sie täglich mit einer Bewegungsübung. Wählen Sie aus folgenden Aufgaben aus.

Als Material brauchen Sie 1 Seil.

- Legen Sie das Seil auf den Boden, gehen Sie daran entlang oder balancieren Sie darüber.
- Legen Sie das Seil auf den Boden und rollen Sie es – ohne Schuhe und Strümpfe – mit den Füßen vor und zurück.
- Legen Sie das Seil auf den Boden, greifen Sie es mit den Zehen, heben Sie es hoch, halten Sie es kurz und lassen Sie es wieder fallen. Tun Sie das mit beiden Füßen nacheinander; machen Sie mehrere Wiederholungen.
- Legen Sie das Seil auf den Boden und formen Sie mit den Füßen einen Kreis, Ziffern, Buchstaben …
- Setzen Sie sich und legen Sie das Seil so unter Ihren Stuhl, dass ein langes Stück Seil vor Ihnen und ein sehr kurzes Stück Seil unter Ihnen zu sehen ist. Dann stellen Sie Ihre Füße abwechselnd auf das Seil und schieben es Stück für Stück nach hinten weg, bis das Ende erreicht ist. So »balancieren« Sie im Sitzen auf dem Seil über dessen gesamte Länge.
- Fassen Sie das Seil an den Enden mit je einer Hand, stellen Sie einen Fuß in die Mitte des Seils und spannen Sie es. Strecken Sie nun das Bein und ziehen es hoch; halten Sie es oben kurz und setzen Sie das Bein dann wieder ab. Tun Sie das mit beiden Beinen, machen Sie mehrere Wiederholungen.

- Fassen Sie das Seil an den Enden mit je einer Hand, stellen Sie einen Fuß in die Mitte des Seils und spannen Sie es. Nun beugen Sie das Bein im Seil, halten das Seil allerdings mit den Armen straff, dann strecken Sie das Bein wieder. Tun Sie das mit beiden Beinen im Wechsel, machen Sie mehrere Wiederholungen.
- Legen Sie das Seil doppelt und fassen Sie es an jedem Ende mit einer Hand. Dann steigen Sie durch das durchhängende Seil nach vorne und wieder zurück; beginnen Sie mal mit dem linken, mal mit dem rechten Fuß. Machen Sie mehrere Wiederholungen.

➲ **Diese Übungen fördern die Koordination und trainieren die Geschicklichkeit. Und sie bereiten das Gehirn für das anschließendes Kopftraining vor.**

Legespiel: Tangram

Fertigen Sie sich aus dickem Papier oder Karton ein Tangram an. Es besteht aus sieben einfachen geometrischen Formen, die durch das Zerschneiden eines Quadrates in zwei große Dreiecke, ein mittelgroßes Dreieck, zwei kleine Dreiecke, ein Quadrat und ein Parallelogramm entstehen. Die Abbildung hilft Ihnen, sich die einzelnen Teile zurechtzuschneiden.

Aus den Teilen können Sie zahllose schattenrissartige Formen legen. Welche Motive aus der Natur können Sie damit gestalten? Verwenden Sie möglichst alle Teile, wobei die Teile nicht übereinandergelegt werden dürfen.

➲ **Tangram zu legen, schult die räumliche Vorstellung sowie Kreativität und Fantasie.**

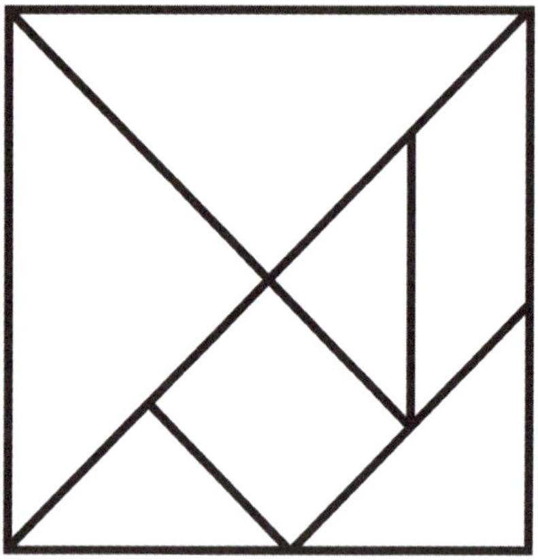

Kalender-Puzzle

Zerschneiden Sie ein Kalenderblatt mit einem Landschaftsmotiv oder ein Foto aus einem Gartenkatalog in ungleichmäßige Stücke. Auch Postkarten mit Bildmotiven eignen sich.

Mischen Sie die zerschnittenen Teile gut und setzen Sie sie dann wieder zu einem vollständigen Bild zusammen. Wer es schwieriger haben will, kann die Teile von zwei Motiven miteinander mischen und wieder zusammenfügen.

Dieses Puzzle trainiert das räumlich-konstruktive Denken.

Wortsammlungen für jeden Tag

1. Nennen Sie Blumen und Pflanzen von **A**kelei bis **Z**innie.

2. Welche Blumen gibt es in bestimmten Farben? Zum Beispiel: Weiß sind Christrose, Schneeglöckchen, Edelweiß …

3. Welche Pflanzen sind giftig? Zum Beispiel: Eibe, Fingerhut, Herbstzeitlose …

4. Welche Pflanzen sind gesund? Zum Beispiel: Knoblauch, Zwiebel, Johanniskraut …
5. Welche Pflanzen sind im Frühling am schönsten? Beispielsweise: Narzisse, Winterling, Maßliebchen …
6. Welche Blumen blühen im Spätsommer? Zum Beispiel: Aster, Fuchsschwanz, Lampionblume …
7. Nennen Sie Gartenarbeiten von A bis Z, von **A**ussäen bis **Z**aunpflege.

➲ **Mithilfe dieser Aufgaben trainieren Sie Ihre Wortfindungsfähigkeit und Denkflexibilität.**

Mit allen Sinnen durch den Garten oder die Wohnung

Gehen Sie einmal ganz bewusst durch Ihren Garten oder Ihre Wohnung. Wenn es möglich ist, ziehen Sie Ihre Schuhe und Strümpfe aus. Gehen Sie langsam los, legen Sie erst einmal Ihre volle Konzentration auf die Atmung: Einatmen, ausatmen … im Rhythmus Ihrer Schritte.

Gehen Sie über verschiedene Bodenarten (Gras, Kies, Moos …, in der Wohnung über unterschiedliche Bodenbeläge) und halten Sie unterwegs öfter inne: Was spüren Sie? Wo spüren Sie es? Wie fühlt sich das an? Wie fühlen Sie sich? Welche Blumen duften? Gehen Sie anschließend zum Ausgangspunkt zurück, atmen noch einmal tief ein und aus und spüren Sie nach.

Spazieren Sie so oft wie möglich durch die Natur. Jede Jahreszeit eignet sich dazu, die Sinne auf achtsame Weise zu schulen. Nehmen Sie sich von Ihrem Spaziergang einen Gegenstand mit, zum Beispiel einen Stein, einen Zapfen, ein schönes Blatt – als kleines Achtsamkeitsgeschenk der Natur.

Tipp: Frühjahrskur mit Brennnesseln

Wissenschaftliche Analysen haben ergeben, dass die Brennnessel die Vitamine A, B und C enthält, außerdem Natrium, Schwefel, Phosphor, Kalium, Kalk, Kieselsäure, Eisen und Lezithin – um nur die wichtigsten Stoffe zu nennen. So ist gar nicht zu verstehen, dass wir diese kostenlose Gesundheitspflanze nicht in unseren Speiseplan einbauen.

Um immer Brennnesseln zur Verfügung zu haben, müssen sie zwischen Mai und August geerntet und getrocknet werden. Nach dem Ernten schneidet man sie, säubert sie, bündelt sie und hängt sie im Schatten auf; später werden sie dann dunkel und trocken aufbewahrt.

Hier einige Tipps für die Verwendung von Brennnesseln:

Man bereitet einen Sud aus 100 Gramm Brennnesselblättern, die in 1 Liter Wasser circa 5 Minuten gekocht werden. Dann lässt man alles 15 Minuten ziehen.

Der Sud wirkt gut gegen trockene Haut, wenn man ihn noch warm auf die trockene und schuppige Haut aufträgt.

Bei Hautausschlag kann man die Brennnesselflüssigkeit als Tee trinken, mindestens 3 Tassen pro Tag. Der Tee regt den Harnfluss an.

Ein Bad mit Brennnesselsud ist gegen Rheuma und Neuralgien (Nervenschmerzen) geeignet.

13

Namen – die lebenslangen Begleiter

Bewegter Start

Starten Sie täglich mit einer Bewegungsübung. Wählen Sie aus folgenden Aufgaben aus.

Namen in Bewegung bringen

A – E – I – O – U

- Üben Sie zunächst für jeden Vokal eine Bewegung ein.
  Zum Beispiel:
  A = die Arme seitlich ausstrecken
  E = die Arme nach vorn strecken
  I = die ausgestreckten Arme im Ellbogen beugen und zur Brust ziehen
  O = die Arme nach oben strecken
  U = die Arme nach unten strecken
- Sprechen Sie nun langsam Ihren Namen laut aus und machen Sie bei den Vokalen in den einzelnen Silben zusätzlich die vorher festgelegten Bewegungen. Umlaute werden mit zwei Bewegungen gezeigt.
  Zum Beispiel: Chr**i**s – t**i** – n**a** H**u** – b**e**r (Vorname: 2 × Arme zur Brust ziehen, 1 × zur Seite strecken – Nachname: 1 × die Arme nach unten strecken, 1 × nach vorn strecken)
- Führen Sie die Übung mit weiteren Namen aus Ihrem Familien- und Bekanntenkreis durch.

➲ Diese Übungen fördern das Körpergefühl, die Konzentration und das Arbeitsgedächtnis, machen wach und bereiten das Gehirn auf geistige Anforderungen vor.

Rund oder eckig?

- Sprechen Sie die Buchstaben Ihres Namens laut aus und strecken Sie dabei bei allen Buchstaben mit runden Anteilen (beispielsweise bei B, P oder O …) die Arme nach oben. Bei Buchstaben, die nur aus geraden Elementen bestehen (wie L oder T), strecken Sie beide Arme nach unten.
- Als Variante: Sie können bei Buchstaben mit Rundungen klatschen, bei solchen mit nur geraden Elementen mit den Füßen stampfen.

➲ Diese Übungen regen die Durchblutung an, fördern das Körpergefühl, die Konzentration und die Koordination.

Namen unter die Lupe nehmen

Nehmen Sie doch einmal Ihren eigenen Namen unter die Lupe, und zwar in Form eines Anagramms: Was steckt so alles in ihm drin? Sie können die Buchstaben kräftig schütteln und brauchen nicht alle zu verwenden.

Zum Beispiel: In »Hans-Joachim« stecken: Oma, Anis, Mais, China, Hoch, Chaos, Casino …; in »Elisabeth« findet man: Liebe, Abteil, Bastelei …

➲ Mit dieser Übung trainieren Sie Ihre Wortfindungsfähigkeit.

Namensvettern und Namensschwestern

Überlegen Sie zu Ihrem eigenen Namen und den Namen aus Ihrer Familie und Bekanntschaft: Welche anderen mehr oder weniger bekannten Namensvettern oder Namensschwestern gibt es? (Beispielsweise bei Elisabeth: Elisabeth von Thüringen, Kaiserin Sisi, Queen Elizabeth …)

➲ Diese Übung trainiert assoziatives Denken.

Wortsammlungen für jeden Tag

1. Buchstabieren Sie Namen aus Ihrer Bekanntschaft vorwärts und rückwärts; benutzen Sie in einem weiteren Durchgang das Buchstabieralphabet (Anton, Berta, Cäsar ...).
2. Suchen Sie zu jedem Buchstaben des Alphabets eine Prominente oder einen Prominenten!
3. Finden Sie zu jedem Buchstaben des Alphabets einen Vornamen – immer abwechselnd einen weiblichen und einen männlichen.
4. Suchen Sie Vornamen, die keinen der Buchstaben N, A, M, E enthalten.
5. Fallen Ihnen Liedertitel ein, die einen Vornamen enthalten? Es können Volkslieder, Gassenhauer, Schlager, Popsongs und so weiter sein.
6. Suchen Sie Städte in der ganzen Welt, die Vornamen enthalten – von **Adela**ide bis Z**ella**-Mehlis.
7. Sammeln Sie Nachnamen, die auf das Wort »-mann« enden – von Ackermann bis Zimmermann!

➲ **Mit diesen Übungen trainieren Sie Ihre Wortfindungsfähigkeit und Denkflexibilität.**

Namen merken mit Achtsamkeit

Das ist sicherlich schon jedem einmal passiert: Sie treffen beim Einkaufen, im Bus oder auf einer Versammlung eine Ihnen bekannte Person und Ihnen fällt partout ihr Name nicht ein ... Zum Trost: Viele Menschen haben Schwierigkeiten, sich Namen zu merken.

Oft nehmen wir Namen nicht bewusst auf, wenn sich jemand vorstellt. Eine wichtige Voraussetzung zum Abspeichern und Behalten von Namen ist das genaue Hinhoren, denn was wir nicht richtig aufnehmen, können wir auch nicht im Gedächtnis speichern. Fragen Sie nach, wenn Sie den Namen nicht verstanden haben! Das zeigt Ihrem Gegenüber auch, dass Sie ein aufrichtiges Interesse an ihm haben.

Nennen Sie den Namen im Gespräch öfter, das laute Wiederholen ergänzt das passive Hören durch aktives Sprechen. Machen Sie dabei unauffällig eine Handbewegung, das fördert das Einspeichern ins Gedächtnis. Schauen Sie sich die Person genau an, denn das Einprägen des Gesamteindrucks oder einzelner Persönlichkeitsmerkmale unterstützt Ihre Merkfähigkeit.

Sie können den Namen auch mit einem Bild verknüpfen, das kann später auch beim Erinnern helfen. Beispielsweise können Sie sich bei Frau »Reckziegel« vorstellen, wie sie sich reckt, um einen Ziegel auf dem Dach anzubringen.

Tipp: Das Gehirn braucht Zucker, aber nicht zu viel

Neurologen der Berliner Charité konnten in einer Studie nachweisen, dass Personen mit dauerhaft zu hohem Blutzuckerspiegel in Tests zur Merkfähigkeit sehr viel schlechter abschneiden als solche mit einem niedrigen Blutzuckerwert. Diese Ergebnisse deuten darauf hin, dass Menschen im Alter ihre Gedächtnisleistungen durch weniger Süßes auf dem Speiseplan besser erhalten können.

Gelegentlich ist es also sinnvoll, der Lust auf Süßes zu widerstehen, um seinem Gedächtnis etwas Gutes zu tun.

14

Alles Käse

Bewegter Start

Starten Sie täglich mit einer Bewegungsübung. Wählen Sie aus folgenden Aufgaben aus.

Als Material benötigen Sie 1 Frühstücksbrettchen, 1 Tischtennisball und eventuell Musik.

- Klemmen Sie das Frühstücksbrettchen an den beiden kurzen Seiten wie ein Tablett zwischen den Handflächen ein. Stellen Sie sich vor, darauf lägen Käsewürfel (also schön waagerecht halten), die Sie vielen Menschen anreichen möchten, die um Sie herum sind. Schieben Sie dazu das Frühstücksbrettchen in fließender Bewegung immer im Wechsel vom Körper weg und ziehen es wieder zum Körper hin. Mehr Spaß macht diese Übung begleitet von einer melodischen Musik.

➲ **Diese Übung trainiert die Beweglichkeit und die Steuerung, bei Musikeinsatz auch die Anpassung an Musik.**

- Benutzen Sie das Frühstücksbrettchen als Klanginstrument und erzeugen Sie damit Geräusche – klopfen, schlagen, reiben Sie ...
- Begleiten Sie rhythmisch auf oder mit dem Frühstücksbrettchen den Takt einer Musik – einen selbst gesungenen Song oder Klänge von einem Tonträger.

➲ **Diese Übungen trainieren Koordination und Rhythmusgefühl.**

- Legen Sie einen Tischtennisball auf das Frühstücksbrettchen, halten Sie beides in einer Hand, strecken Sie den Arm im Wechsel aus und ziehen Sie ihn wieder heran, ohne dass der Tischtennisball hinunterfällt.
- Gehen Sie vor wie in der Übung vorher, aber balancieren Sie nun den Tischtennisball auf dem Frühstücksbrettchen und gehen Sie dabei langsam durch den Raum.
- Schlagen Sie den Tischtennisball mit dem Brettchen hoch und fangen Sie ihn damit wieder auf; lassen Sie den Ball möglichst lange darauf springen.
- Lassen Sie den Tischtennisball aus einer Höhe von etwa 15 Zentimetern auf einen Tisch fallen und fangen Sie ihn dann mit dem Frühstücksbrettchen auf.
- Stellen Sie einen Tisch vor eine Wand und benutzen Sie das Frühstücksbrettchen wie einen Tischtennisschläger. Spielen Sie den Tischtennisball mit dem Frühstücksbrettchen gegen die Wand. Wie viele Ballwechsel schaffen Sie?

Falls Sie einen Partner oder eine Partnerin zum Mitspielen haben, können Sie Tischtennis auch auf dem Küchentisch spielen.

Diese Übungen trainieren Koordination, Steuerung und Geschicklichkeit. Achten Sie dabei unbedingt darauf, dass Sie nicht nur die bevorzugte Hand benutzen, sondern ganz bewusst auch die andere, also rechts- und linkshändig üben!

An der Käsetheke

Nehmen Sie einen Prospekt vom Supermarkt zur Hand. Schlagen Sie die Seite mit den Käseangeboten auf.

- Addieren Sie dort im Kopf die Preise sämtlicher angebotenen Sorten. Machen Sie zur Kontrolle einen zweiten Durchgang. Stimmt das Ergebnis Ihres zweiten Durchgangs mit dem des ersten überein?

- Rechnen Sie anstelle der Preise die Quersummen aller auf der Prospektseite angegebenen Käsepreise zusammen, zum Beispiel: »Gouda 0,89 €«, »Emmentaler 1,49 €«. Man rechnet 0 + 8 + 9 + 1 + 4 + 9 = 31, die Quersumme ist also 31.

➲ **Mit diesen Übungen trainieren Sie Ihr Arbeitsgedächtnis.**

- Nehmen Sie Stift und Papier und schreiben Sie eine Einkaufsliste für die Käsetheke. Stellen Sie dabei so viele Sorten zusammen, wie Sie denken, dass Sie sich merken können. Betrachten Sie die Liste intensiv und legen Sie sie dann zur Seite. Lenken Sie sich kurz ab und versuchen Sie dann erst, sich wieder an die aufgeschriebenen Sorten zu erinnern. Sehen Sie sich danach die Liste erneut an und merken Sie sich bewusst die Sorten, die gefehlt haben. Wiederholen Sie diesen Vorgang mehrmals mit länger werdenden Ablenkungspausen.

➲ **Mit dieser Übung trainieren Sie Ihre Basis-Lerngeschwindigkeit. Vielleicht kaufen Sie anschließend eine der Sorten am Käsestand?**

Wortsammlungen für jeden Tag

1. Welche Käsesorten gibt es als Schnittkäse? Gouda, Emmentaler ...
2. Welche Weich- und Frischkäsesorten kennen Sie? Hüttenkäse ...
3. Nennen Sie Gerichte mit Käse. Zum Beispiel: Fondue ...
4. Was gibt es alles, was zum Käse passt? Beispielsweise: Feigensenf ...
5. Wie kann Käse schmecken? Beschreiben Sie den Geschmack mit unterschiedlichen Adjektiven (Eigenschaftswörtern). Zum Beispiel: mild ...
6. Wie lässt sich Käse zubereiten oder konsumieren? Finden Sie Verben (Tätigkeitswörter) wie beispielsweise: räuchern, reifen, würfeln ...
7. Alles außer Käse – was passt sonst aufs Brot? Zum Beispiel: Salami ...

➲ **Mit diesen Übungen trainieren Sie Ihre Wortfindungsfähigkeit und Ihre Denkflexibilität.**

Käse – die Vielfalt wiederentdecken

In unserer westlichen Welt ist die Sinneswahrnehmung durch standardisierte Konsumprodukte stark eingeschränkt. Schon als Kinder lernen wir, wie welches Produkt zu sein hat. Das gilt insbesondere für Lebensmittel. Aussehen, Duft, Haptik und Geschmack sollen am besten bei einem Produkt oder einer Marke immer gleich sein. Die Globalisierung trägt ihren Teil dazu bei – mit entsprechenden Vorschriften. Beim Käse schmeckt das eingeschweißte gelbe Stück aus dem Supermarkt rund ums Jahr exakt gleich, eben verlässlich. Dabei liefert gerade Käse viele Nuancen, abhängig vom milchliefernden Tier, der Futterzusammensetzung, Saison und Wetter, Verarbeitung und so weiter.

Probieren Sie mal einen Käse vom Wochenmarkt. Gönnen Sie Nase und Gaumen von Zeit zu Zeit einen Käsereiz weit weg vom Einheitsgeschmack.

Tipp: Käse für Körper und Konzentration

Käse liefert dem Körper die wertvollen Inhaltsstoffe der Milch in konzentrierter Form. Zu einer ausgewogenen Ernährung gehört er als wichtige Vitamin-, Protein- und Mineralstoffquelle unbedingt dazu. Der hohe Anteil an Kalzium, besonders in Hartkäse, stärkt Knochen und Zähne. Sorten mit weniger als 65 Prozent Fett liefern das für die Muskeln wichtige Protein. Konzentration, Gedächtnis, Energiestoffwechsel und Immunsystem profitieren von dem enthaltenen, wichtigen Vitamin B_{12}.

Doch nicht alle Käsesorten sind gesund. Meiden sollten Sie vor allem Schmelzkäse in Scheiben. Der enthält meist künstliche Phosphate, die die Blutgefäße angreifen.

15

Geld – ohne Moos nix los

Bewegter Start

Starten Sie täglich mit einer Bewegungsübung. Wählen Sie aus folgenden Aufgaben aus.

Für diese Übungen benötigen Sie als Material 1 Münze:

- Lassen Sie die Münze mehrmals von einer Hand in die andere Hand gleiten und wieder zurück.
- Steigerung: Werfen Sie die Münze mehrmals von einer Hand in die andere Hand und wieder zurück.
- Werfen Sie die Münze mehrmals mit einer Hand hoch und fangen Sie sie mit derselben Hand auf. Werfen Sie rechts und links im Wechsel.
- Werfen Sie die Münze mit einer Hand hoch und fangen Sie sie mit der anderen Hand auf. Werfen Sie dann mit dieser Hand die Münze hoch.
- Legen Sie die Münze auf Ihren Daumennagel, lassen Sie sie hochschnellen und fangen Sie sie mit der Hand auf.
- Machen Sie eine Faust, halten Sie die Faust senkrecht und legen Sie die Münze auf die Faust zwischen Daumen und Zeigefinger. Werfen Sie dann die Münze hoch und fangen Sie sie mit der flach ausgestreckten Handfläche der gleichen Hand auf.
- Machen Sie eine Faust, halten Sie sie senkrecht und legen Sie die Münze auf die Faust zwischen Daumen und Zeigefinger. Werfen Sie dann die Münze hoch und fangen Sie sie mit dem Handrücken der flach ausgestreckten gleichen Hand auf.

- Machen Sie eine Faust, halten Sie sie senkrecht und legen Sie die Münze auf die Faust zwischen Daumen und Zeigefinger. Werfen Sie die Münze hoch und greifen Sie die Münze von oben mit der gleichen Hand.
- Versetzen Sie die Münze hochkant auf dem Tisch in Drehung.

➲ **Diese Übungen trainieren Geschicklichkeit und Koordination, teils auch die Fingerfertigkeit.**

Für folgende Übungen benötigen Sie als Material mehrere Münzen:

- Nehmen Sie verschiedene Münzen in eine Hand. Stapeln Sie diese direkt aus der Hand auf den Tisch.
- Greifen Sie »blind« (also mit geschlossenen Augen!) in Ihr Portemonnaie und stapeln Sie gleichwertige Münzen auf separate Häufchen, ohne hinzusehen! Sortieren Sie von links nach rechts der Wertigkeit nach. Überprüfen Sie dann mit offenen Augen das Ergebnis.

➲ **Diese Übungen trainieren die Feinmotorik, die Koordination und die Wahrnehmung.**

Was kostet die Welt?

Legen Sie zunächst fest, was ein Buchstabe wert ist. Zum Beispiel: Das »A« kostet 1 Cent, das »B« 2 Cent, das »C« 3 Cent und so weiter bis zum »Z«, das dann 26 Cent wert ist. Überlegen Sie sich zunächst ein Wort mit zwei Buchstaben, zum Beispiel »Ei«. Das »E« kostet 5 Cent, das »I« hat einen Wert von 9 Cent – insgesamt würde das Ei also 14 Cent kosten. Der nächste Begriff hat dann drei Buchstaben und so weiter. – So können Sie sich langsam an das Prinzip gewöhnen und Ihre Denkleistung steigern.

Eine Variante für Einsteiger: Falls Sie Scrabble-Steine haben, können Sie als Werte die darauf angegebenen Punkte festlegen. Haben Sie die Wörter als Buchstaben vor sich liegen, ist das Rechnen zudem einfacher.

Eine Variante für Fortgeschrittene: Geben Sie einen bestimmten Wert vor und überlegen, welche Begriffe diesen Wert ausmachen. Beispielsweise: Was kostet 60 Cent? Lösungsmöglichkeit: Die »Welt«.

Tipp: Legen Sie sich eine Tabelle mit den Buchstaben und ihren Werten an. Sie können diese Übung auch zu zweit oder mit mehreren Personen durchführen. Wer erzielt die meisten Punkte?

➲ **Trainiert werden hierbei die Konzentration und das Arbeitsgedächtnis.**

Sind Sie vertraut mit dem Euro?

- Ordnen Sie im »Geiste« die acht Münzen des Euro beziehungsweise Cent der Größe nach – ohne die Münzen anzuschauen!
- Welche Werte haben die Euro-Scheine als Gesamtsumme, wenn Sie von jedem Wert einen Schein nehmen?
- Zeichnen Sie aus dem Gedächtnis die Umrisse verschiedener Euro-Münzen in Originalgröße auf. Überprüfen Sie danach Ihre Zeichnungen anhand der realen Geldstücke.

Wortsammlungen für jeden Tag

1. Welche zusammengesetzten Wörter mit »Geld-« am Anfang gibt es? Zum Beispiel: **Geld**börse, **Geld**hahn …
2. Suchen Sie – fortlaufend nach dem ABC – Begriffe, die mit dem Wort »-geld« enden – von Altersruhe**geld** bis Zeugnis**geld**.
3. Welche umgangssprachlichen Begriffe für Geld kennen Sie?
4. Wofür müssen Menschen regelmäßig bezahlen?
5. Nennen Sie gewöhnliche und ungewöhnliche Orte und Behältnisse zum Aufbewahren von Geld!
6. Welche Redensarten zum Thema »Geld« fallen Ihnen ein? Das Wort »Geld« muss nicht unbedingt darin enthalten sein.

7. Erinnern Sie sich noch an frühere Währungen in Europa? Zählen Sie Geldsorten aus aller Welt auf, auch die noch gültigen.

➲ **Mit diesen Übungen trainieren Sie Ihre Wortfindungsfähigkeit und Denkflexibilität.**

Münzwanderung

Legen Sie sich einige Cent-Stücke in Ihre rechte Hosen- oder Jackentasche. Immer, wenn Ihnen während des Tages etwas Freude bereitet, nehmen Sie ein Cent-Stück aus der rechten Tasche und stecken es in die linke. Am Abend zählen Sie Ihre Münzen: Wie viele freudige Momente haben Sie erlebt?

Tipps: Gesundes Essen muss nicht teuer sein

- Alles zu seiner Zeit: Kaufen Sie saisonal. Erdbeeren im Winter müssen nicht sein und sind auch nicht klimaneutral, da sie aus ihren Anbaugebieten herbeigeschafft werden müssen.
- Gesundes aus der Region: Kaufen Sie frische Lebensmittel aus regionaler Herstellung. Im Hofladen können Produkte auf den ersten Blick teurer sein, aber da sie richtig gelagert werden und auch lose Ware erhältlich ist, muss man nichts wegwerfen und spart dadurch letztendlich Geld. Auf vielen Wochenmärkten bieten Bauern ihre Waren aus der Region an, die ebenfalls den Ansprüchen des ökologischen Landbaus gerecht werden.
- Frisch vom Eis: Tiefkühlware ist oftmals günstiger als Frischware. Ein Vorrat an Brokkoli, Blumenkohl, Rosenkohl – sofort nach der Ernte fachgerecht eingefroren – hilft dabei, sich einfach und günstig mit reichlich Gemüse zu versorgen.

16

Blumen – Zeit zum Aufblühen

Bewegter Start

Starten Sie täglich mit einer Bewegungsübung. Wählen Sie aus folgenden Aufgaben aus.

Als Material brauchen Sie 1 Chiffontuch.

- Setzen Sie Ihre Fantasie ein und stellen Sie sich den Werdegang einer Blume vom Samenkorn bis zur fertigen Pflanze vor. Stellen Sie ihn nun in Bewegung dar:
- Sitzen Sie zusammengekauert mit eingerolltem Kopf, heben Sie dann allmählich den Kopf, schauen Sie sich nach allen Seiten um, richten Sie nun den Oberkörper auf, strecken Sie die Arme seitlich aus, recken Sie sich immer weiter nach oben, drehen Sie sich mit dem Rumpf in alle Richtungen, beugen Sie sich dann allmählich nach vorn und rollen Sie sich wieder ein bis zur Ausgangsstellung.

➲ **Diese Übung trainiert die Fantasie, die Beweglichkeit und die Körperhaltung.**

- Pressen Sie das Chiffontuch fest zusammen und schließen Sie beide Hände drum herum. Öffnen Sie dann langsam die Hände, sodass sich das Chiffontuch wie eine Blüte entfaltet.
- Fassen Sie das Chiffontuch mit einer Hand an einem Zipfel, der Arm hängt lang neben dem Körper. Raffen Sie nun durch Bewegen der Fin-

ger das Chiffontuch zusammen, bis es komplett in der Hand verschwindet. Machen Sie das abwechselnd mit der rechten und der linken Hand, lockern Sie danach jeweils die Hände.

- Wer die Übung frei in der Luft nicht ausführen kann, legt das Chiffontuch auf einen Tisch und versucht dort, es mit nur einer Hand zusammenzuraffen.
- Fassen Sie das Chiffontuch wie in der vorherigen Übung mit einer Hand an einem Zipfel, der Arm hängt lang neben dem Körper. Wickeln Sie es nun langsam mit nur einer Hand auf und wieder ab.

➲ **Diese Übungen trainieren die Fingerbeweglichkeit und regen die Hirndurchblutung an.**

Blumennamen buchstabieren

Nehmen Sie Stift und Papier zur Hand und erstellen Sie sich eine Buchstabiertafel (siehe Beispiel). Die Position der Buchstaben können Sie beliebig gestalten.

	1	2	3	4	5	6
a	D	W	H	T	F	R
b	Ä	P	N	B	K	Ö
c	M	A	V	Q	Z	I
d	G	Y	Ü	ß	O	X
e	S	J	E	L	U	C

- Überlegen Sie sich nun einen Blumennamen und tippen Sie mit einem Finger oder einem Stift möglichst schnell nacheinander auf die entsprechenden Buchstaben des Namens.
- Überlegen Sie sich wieder einen Blumennamen und tippen Sie mit Finger oder Stift auf seine Buchstaben; aber tippen Sie nun jeden Konso-

nanten (Mitlaut, wie k oder d) mit einem Finger der rechten und jeden Vokal (Selbstlaut: a, e, i, o, u) mit einem Finger der linken Hand an.

- Denken Sie sich nun wieder einige Blumennamen aus, aber notieren Sie sie nicht. Dann schreiben Sie nacheinander zügig zu jeder Pflanze die Koordinaten ihrer Buchstaben, also die Buchstaben-Zahl-Kombination aus Ihrer Buchstabiertabelle, in eine Zeile hintereinander. Zum Beispiel für TULPE = a4, e5, e4, b2, e3. Lassen Sie den Zettel oder auch mehrere solcher Listen einige Tage liegen.
- Nach einigen Tagen nehmen Sie Ihre Aufzeichnungen von der vorherigen Übung wieder zur Hand und gehen umgekehrt vor: Wandeln Sie die Koordinaten so schnell Sie können wieder in Buchstaben um, sodass die Blumennamen entstehen.

➲ Mit diesen Übungen trainieren Sie Ihr Arbeitsgedächtnis.

- Binden Sie am Ende, mit einigem zeitlichen Abstand, also nachdem Sie sich genügend abgelenkt haben, einen imaginären Blumenstrauß aus allen Blumenarten, die auf Ihren Listen stehen. Das heißt, versuchen Sie, sich an die Blumennamen zu erinnern, mit denen Sie vorher trainiert haben.

➲ Sie üben damit Ihre Basis-Lerngeschwindigkeit.

Wortsammlungen für jeden Tag

1. Welche Frühblüher gibt es? Zum Beispiel: Schneeglöckchen ...
2. Welche Utensilien kommen bei der Blumenpflege zum Einsatz? Beispielsweise: eine Gießkanne ...
3. Wo überall sind Blumen zu finden? Zum Beispiel: auf der Wiese ...
4. Zu welchen Anlässen werden Blumen verschenkt oder gekauft?
5. Sammeln Sie Blumenarten von A bis Z, beispielsweise von **A**ster bis **Z**innie.
6. Finden Sie Lieder und Songtitel, in denen es um Blumen geht.

7. In welchen Redewendungen geht es um Blühen und Blumen?

➲ **Mit diesen Übungen trainieren Sie Ihre Wortfindungsfähigkeit und Ihre Denkflexibilität.**

Geschätzte Eigenschaften

Nehmen Sie Papier und Stift zur Hand. Skizzieren Sie eine Blüte ähnlich der hier abgebildeten. Malen Sie sie sehr groß, sodass Sie in die Blütenblätter etwas hineinschreiben können. Stellen Sie sich nun einen Menschen vor, der Ihnen wichtig ist, der in Ihrem Leben eine bedeutende Rolle spielt. Welche Eigenschaften schätzen Sie an diesem Menschen besonders? Tragen Sie in jedes Blütenblatt eine Eigenschaft ein, die Sie an dieser Person mögen, die Ihnen gut gefällt. Nutzen Sie später die nächste Gelegenheit, um dem betreffenden Menschen zu sagen, was Sie an ihm schätzen.

Tipp: Essbare Blumen – gute Laune auf dem Teller

Blumen sind bunte Hingucker, ob in der Wohnung, im Garten, auf der Terrasse oder dem Balkon. Doch sie sind nicht nur dazu da, bewundernde Blicke auf sich zu ziehen, sondern sie erfüllen gleichzeitig eine wichtige Aufgabe. Mit ihren leuchtenden Farben locken sie Bienen, Hummeln, Schmetterlinge und andere Insekten an, damit sie Pflanzen befruchten können, sodass sich später Früchte entwickeln.

Viele solcher Farbtupfer sind auch für den Menschen genießbar. Je nach Pflanze lassen sich einzelne Blütenblätter oder ganze Blüten in der Küche verwenden – und das nicht nur als Dekoration. Manche essbaren Blüten geben Getränken, Gerichten und Desserts eine besondere Note mit wahlweise zuckersüßen bis hin zu pfeffrig-scharfen Aromen. Die Palette essbarer Blüten reicht von Löwenzahn und Gänseblümchen über Kornblumen, Zucchini, Lavendel, Ringelblumen bis hin zu Begonien, Dahlien und Klee ... Ob als Dekoration oder für den Geschmack: Streuen Sie doch mal Gänseblümchen, Kapuzinerkresse oder Veilchen über den Salat oder geben Sie Ringelblume an Fisch oder Vanillesoße. Wichtig ist, dass Sie die Blüten ungespritzter Pflanzen verwenden, also entweder ungespritzte aus dem eigenen Garten oder mit spezieller Kennzeichnung für den Verzehr versehene gekaufte. Spülen Sie die Blüten gründlich mit Wasser ab und entfernen Sie Stempel, Staubblätter und grüne Teile. Werden Sie kreativ mit bunter Blumendeko auf dem Teller.

Notizen

17

Alles auf einer Karte?

Bewegter Start

Starten Sie täglich mit einer Bewegungsübung. Wählen Sie aus folgenden Aufgaben aus.

Als Material brauchen Sie 1 Kartenspiel (egal welches).

- Legen Sie mehrere Karten auf dem Tisch aus, dann drehen Sie möglichst schnell alle nacheinander um. Benutzen Sie dabei nur eine Hand. Benutzen Sie beim nächsten Durchgang die andere Hand. Klappt es mit beiden Händen gleich gut? Wiederholen Sie die Übung an mehreren Tagen und stoppen Sie die Zeit, die Sie dazu brauchen. Können Sie sich steigern?
- Drehen Sie eine Spielkarte mit beiden Händen schnell um ihre Längsachse. Wechseln Sie dann die Drehrichtung.
- Drehen Sie wieder eine Spielkarte schnell um ihre Längsachse, aber benutzen Sie dabei nur eine Hand. Drehen Sie jeweils mit der rechten und der linken Hand nacheinander. Wechseln Sie auch hier wieder die Drehrichtung.
- Balancieren Sie eine Spielkarte horizontal auf dem Zeigefinger und bewegen Sie sich dabei gehend durch den Raum. Üben Sie das mit der rechten und der linken Hand.

➲ **Diese Übungen trainieren die Feinmotorik und die Geschicklichkeit.**

Für die folgende Übung benötigen Sie einen Stadtplan oder eine Wanderkarte.

- Üben Sie sich im Kartenlesen und gehen Sie eine Route im Park, in freier Natur oder in der Stadt. Ein Flyer vom Schlosspark, eine Wanderkarte oder ein Stadtplan weisen Ihnen den Weg; vielleicht haben Sie ja alternativ eine Wanderroute aus der Tageszeitung mit abgedrucktem Plan.

➲ **Diese Übung trainiert neben der Ausdauer das räumliche Denken und die Orientierung.**

Spielkarten-Training

- Paarungen: Für diese Aufgabe benötigen Sie ein Kartenspiel mit zweimal 52 Blatt. Bilden Sie aus den unterschiedlich farbigen Rückseiten der Karten (zum Beispiel blau und rot) zwei Stapel. Mischen Sie den einen Stapel, zum Beispiel den blauen, und legen Sie dann die Karten offen durcheinander auf dem Tisch aus.
- Legen Sie den gemischten zweiten Kartenstapel verdeckt ab. Ziehen Sie von dort jeweils eine Karte und legen Sie sie auf ihrem Gegenstück ab (beispielsweise Pik-Dame auf Pik-Dame und so weiter).
- Legen Sie rote Karten immer mit dem Daumen und Zeigefinger der rechten Hand, schwarze Karten mit den gleichen Fingern der linken Hand ab. Erledigen Sie die Übung so schnell Sie können.
- Sortieren: Mischen Sie alle Karten gründlich und sortieren Sie sie anschließend möglichst schnell nach immer neuen Kriterien, zum Beispiel nach schwarzen und roten Symbolen, nach Farben (Kreuz, Pik, Herz, Karo), nach Kartenwerten und so weiter.

➲ **So trainieren Sie Ihre Informationsverarbeitungsgeschwindigkeit.**

- Kurz gemerkt: Ziehen Sie vom gemischten Kartenstapel im Sekundentakt nacheinander jeweils eine Karte. Beginnen Sie mit drei Karten und steigern Sie sich auf vier, fünf, eventuell sechs Karten. Sehen Sie sich jede Karte kurz an und legen Sie diese dann verdeckt vor sich ab. Schreiben Sie sofort nach der letzten Karte auf, welche Karten Ihnen noch in Erinnerung sind. Achten Sie dabei auf die richtige Reihenfolge. Lassen Sie anfangs die »Farben« der Karten – also Kreuz, Pik, Herz und Karo – außer Acht. Merken Sie sich zum Beispiel »Dame, 10, 4, Ass (1)«. Schreiben Sie die Werte nicht aus (das würde zu viel Zeit erfordern), sondern benutzen Sie Abkürzungen für die Bilder und schreiben Sie die anderen Karten in Zahlenwerten auf. Auf Ihrem Blatt steht dann also beispielsweise: »D, 10, 4, 1«.

➲ **Diese Übung trainiert die Merkspanne, einen Teil des Arbeitsgedächtnisses, der fürs kurze Behalten von Informationen zuständig ist.**

Wortsammlungen für jeden Tag

1. Welche Kartenspiele kennen Sie? Zum Beispiel: Skat ...
2. Welche Karten – außer Spielkarten – begegnen Ihnen im Alltag? Beispielsweise: Visitenkarten ...
3. Nennen Sie Orte und Anlässe, bei denen Karten zum Einsatz kommen. Zum Beispiel: auf dem Fußballplatz ...
4. Finden Sie Wörter, in denen die Buchstaben K, A, R, T und E in beliebiger Reihenfolge, auch unzusammenhängend, vorkommen. Beispielsweise: Kraftfahrzeug ...
5. Suchen Sie Redewendungen mit Karten. Zum Beispiel: Das Kartenhaus fällt zusammen ...
6. Was können Sie mit Karten tun? Finden Sie Verben (Tätigkeitswörter). Zum Beispiel: Lesen ...
7. Welche Spiele mit Würfeln kennen Sie? Beispielsweise: Kniffel ...

➲ **Mit diesen Übungen trainieren Sie Ihre Wortfindungsfähigkeit und Ihre Denkflexibilität.**

Patience – üben Sie sich in Geduld!

»Wer ›Geduld‹ sagt, sagt ›Mut, Ausdauer, Kraft‹«, formulierte einst die österreichische Erzählerin Marie Freifrau Ebner von Eschenbach. *Patience* bedeutet »Geduld«, und die ist gefragt bei diesem französischen Kartenspiel, das meist allein gespielt wird. Es gibt viele Variationen. Alle davon entspannen, beruhigen, fördern die Konzentration und dienen manchen Menschen sogar zur Meditation. Die Idee des Patience-Spiels ist, Karten nach einem bestimmten Muster aufeinander ab- oder umzulegen. Im Idealfall gibt es ein erfolgreiches Ende, die Patience geht auf. Doch nicht immer lässt sie sich lösen.

Sie brauchen für einfache Spielformen lediglich ein normales Kartenspiel mit 52 Blatt. Anleitungen für Patience liegen manchmal einem Kartenspiel bei. Außerdem finden sich unzählige gut beschrieben im Internet. Tatsächlich gibt es auch Versionen für PC, Tablet und Smartphone, aber im Sinne der Achtsamkeit empfiehlt sich eher das analoge Spielen mit Karten zum Anfassen.

Tipp: Kreative Speisekarte

Nehmen Sie sich in dieser Woche einmal Zeit für die Essensplanung. Erstellen Sie eine Speisekarte, aber erst für die folgende Woche, nicht für diese Woche. So haben Sie genügend Zeit, um alles genau zu planen und vorzubereiten. Überlegen Sie sich, was es von Montag bis Sonntag jeweils zum Frühstück, zum Mittag- und zum Abendessen geben soll. Achten Sie darauf, dass das Essen richtig abwechslungsreich wird. Planen Sie also täglich zu jeder Mahlzeit neue Kombinationen statt beispielsweise jeden Morgen Vollkornbrötchen mit Honig. Schreiben Sie den Wochenplan genau auf und versuchen Sie, für jede Mahlzeit einen appetitmachenden Titel zu finden. Am besten schreiben Sie die Zutaten auf einen Einkaufszettel, den Sie gleich neben den Speiseplan legen.

Wählen Sie die Lebensmittel bewusst aus, am besten mit regionalen Produkten und viel Frischkost aus nachhaltigem Anbau.

18

Kreativität und Fantasie

Bewegter Start

Starten Sie täglich mit einer Bewegungsübung. Wählen Sie aus folgenden Aufgaben aus.

- Strecken Sie einen Arm nach vorn und ballen Sie die Hand zur Faust. Spreizen Sie zur gleichen Zeit die Finger der anderen Hand auf der Brust. Wechseln Sie die Hände ab, beim Wechsel klatschen Sie mit beiden Händen auf die Oberschenkel.
- Fassen Sie sich mit der rechten Hand an die Nase und greifen Sie gleichzeitig mit der linken Hand das rechte Ohrläppchen. Tauschen Sie dann die Handbewegungen im schnellen Wechsel.
- Klopfen Sie mit der rechten Hand aufs rechte Knie und gleichzeitig mit der linken Hand aufs linke Knie. Tippen Sie dann mit der rechten Hand ans linke Ohr und mit der linken Hand an die Nase. Nun klopfen Sie wieder mit beiden Händen auf die Knie. Tippen Sie danach mit der rechten Hand an die Nase und mit der linken Hand ans rechte Ohr …
- Halten Sie beide Hände in Brusthöhe und bilden Sie Fäuste. Strecken Sie den Daumen der linken Hand nach oben und den Zeigefinger der rechten Hand nach vorne. Machen Sie die Bewegung mit beiden Händen im Wechsel und steigern Sie das Tempo!
- Die Ausgangsstellung ist: Arme nach vorn und Finger gespreizt. Nehmen Sie nun die Arme zurück an den Körper, schließen Sie die Hände zu Fäusten, dabei ist der rechte Daumen umschlossen, der linke Daumen aber draußen. Nehmen Sie nun wieder die Arme nach vorn und spreizen

Sie die Finger. Ziehen Sie die Arme wieder zurück an den Körper, schließen Sie sie zur Faust, dieses Mal bleibt der rechte Daumen draußen.

- Formen Sie mit dem rechten Arm große Kreise, während der linke Arm ein Kreuz schlägt.

➲ **Diese Übungen trainieren das Zusammenspiel beider Hirnhälften (die analytische und die kreative), die Konzentration und die Koordination. Nicht das Gelingen, sondern der Versuch bringt den Effekt!**

Kreativ mit Kennzeichen

Wenn Sie unterwegs sind oder auf einem Parkplatz haltmachen, können Sie die Nummernschilder von Fahrzeugen für kreative Übungen nutzen. Die Buchstaben bieten sich an, daraus lustige Sätze zu bilden, die jedoch grammatikalisch korrekt sein sollten. Mit den Zahlen lassen sich Rechenoperationen aller Art durchführen.

Benutzen Sie zum Beispiel das Kennzeichen: M – ZG 1721.

Der kreative Satz könnte lauten: Marion züchtet Gänse.

Als Rechenoperation könnte man die Quersumme bilden, das heißt die Summe der Ziffern einer Zahl errechnen; hier wäre das: 1 + 7 + 2 + 1 = 11.

Ein Tipp: Bei ortsfremden Kennzeichen können Sie überlegen, wo das entsprechende Fahrzeug zugelassen ist, und Ihre Vermutung anschließend überprüfen.

➲ **Diese Übung trainiert Kreativität, Denkflexibilität und Satzbau.**

Kreative Ausreden

Stellen Sie sich vor: An Ihrer Haustür klingelt ein Vertreter. Welche Ausreden fallen Ihnen ein, um ihn schnell wieder loszuwerden?

Wortsammlungen für jeden Tag

1. Listen Sie auf, welche Gründe dafür sprechen, sich ein Grundstück auf dem Mond zu kaufen.
2. Wenn im Jahr 2050 ein Geburtstag gefeiert wird – was, glauben Sie, wird zum Essen gereicht?
3. Was kann man mit einer großen Knopfsammlung alles machen? Nennen Sie Beispiele.
4. Welche Gestaltungsideen für ein Wochenende bei Stromausfall fallen Ihnen ein?
5. Welche kreativen Verwendungen eines Bleistifts fallen Ihnen ein? Sammeln Sie Ideen.
6. Was brauchen Menschen, um auf einem anderen Planeten gut leben zu können? Was meinen Sie?
7. Was ist so klein, dass es in ein Filmdöschen oder in eine Dose eines Überraschungseis passt? Finden Sie Beispiele.

Mit diesen Überlegungen trainieren Sie Ihre Wortfindungsfähigkeit und Ihre Denkflexibilität.

Achtsam durch die Natur

Sammeln Sie beim Spaziergang Schönheiten und Kleinteile, die oft im Vorbeigehen leicht übersehen werden: ein Stück Moos, einen Stein, ein besonderes Blatt, eine Vogelfeder, ein leeres Schneckenhaus und so weiter.

Stellen Sie zu Hause Ihre Fundstücke zu einem Kunstwerk zusammen und geben Sie am Ende dem Gesamtbild einen Namen. Ein Foto ist mit dem Handy schnell gemacht und erinnert Sie an Ihren Spaziergang.

Kunstkurs statt Arztbesuch

Kreative Hobbys wie Fotografieren, Handarbeiten oder Malen helfen dabei, gesund zu altern. Forscher fanden heraus, dass Teilnehmende an Kunstkursen für Senioren seltener den Arzt aufsuchten, weniger Medikamente benötigten und sich insgesamt fitter fühlten. Ältere Mitglieder in einem Chor fühlten sich in ihrem Selbstvertrauen gestärkt. Und eine dritte Studie beschäftigte sich mit Probanden, die regelmäßig stricken. Es zeigte sich, dass diese Zielgruppe seltener an Depressionen leidet und geistig fitter ist.

Ernährungstipp: Kreativ kochen

Einfluss auf den Appetit eines Menschen haben nicht nur Geruch und Geschmack von Speisen, sondern auch ihr Aussehen und ihre Konsistenz. »Schleimige«, »klebrige« oder »breiige« Kost verdirbt den Menschen am ehesten den Appetit, wie zwei Wissenschaftlerinnen der Universitäten Adelaide und Toronto in einer Studie herausgefunden haben. Angenehme Aromen lösen positive Gefühle aus – und lassen einem sozusagen »das Wasser im Mund zusammenlaufen«. Die Speichelproduktion ist notwendig, um die gekaute Nahrung gleitfähig zu machen und den Verdauungsprozess vorzubereiten.

Bei der Nahrungszubereitung sollten ältere Menschen berücksichtigen, dass sich die Anzahl der Geschmacksknospen im Laufe des Lebens um die Hälfte verringert und die dadurch schwächer werdenden Geschmackswahrnehmungen Appetitlosigkeit nach sich ziehen können.

Hier einige Tipps:

- Besuchen Sie doch einmal einen Kochkurs und probieren gemeinsam mit Gleichgesinnten neue Rezepte aus.
- Richten Sie die Speisen kreativ und appetitlich an – das Auge isst mit, wie es in einem Sprichwort heißt.
- Laden Sie Verwandte, Freunde, Nachbarn zum gemeinsamen Kochen und Essen ein – in Gesellschaft schmeckt es doch am besten.

19

Mit dem Fahrrad – nachhaltig und gesund unterwegs

Bewegter Start

Starten Sie täglich mit einer Bewegungsübung. Wählen Sie aus folgenden Aufgaben aus.

Als Material brauchen Sie 1 feste Papprolle (zum Beispiel die innere Rolle von einer Alufolie oder Ähnliches).

- Fassen Sie die Papprolle an beiden Enden wie einen Fahrradlenker. Führen Sie dabei Lenkbewegungen aus, als ob Sie eine herausfordernde Strecke mit vielen Kurven fahren würden.
- Halten Sie die Papprolle zwischen beiden Handflächen mit ausgestreckten Armen waagerecht vor dem Körper. Führen Sie nun im langsamen Wechsel die Rolle in eine senkrechte Position, bei der mal die rechte und mal die linke Hand oben ist.
- Fassen Sie die Papprolle mit der rechten Hand an einem Ende, halten Sie sie senkrecht vor sich und führen Sie sie von oben hinter den Kopf. Führen Sie gleichzeitig den linken Arm angewinkelt hinter den Rücken in Richtung Nacken. Ergreifen Sie nun die Papprolle mit der linken Hand am unteren Ende und führen Sie die Bewegung gegengleich aus.

➲ **Diese Übungen trainieren die Beweglichkeit in den Schultergelenken.**

- Legen Sie die Papprolle waagerecht auf Ihre Handflächen, werfen Sie sie hoch und fangen Sie sie wieder.
- Legen Sie die Papprolle waagerecht auf Ihre Handflächen, werfen Sie sie hoch und fangen Sie sie wieder so, dass beide Hände von oben greifen, dass also jeweils der Handrücken oben zu sehen ist.

➲ **Diese Übungen trainieren die Auge-Hand-Koordination, die Steuerung und die Geschicklichkeit.**

Zum Radfahren wird ein gutes Gleichgewicht benötigt. Das wird mit folgenden Übungen trainiert. Falls nötig, sorgen Sie dabei für eine Haltemöglichkeit, zum Beispiel die Rückenlehne eines stabilen Stuhls.

- Gehen Sie in den Tandemstand, das heißt, stellen Sie beide Füße hintereinander. Die Zehen des einen Fußes berühren fast die Ferse des anderen. Strecken Sie dann beide Arme (von der Stuhllehne lösen) auf Schulterhöhe lang nach vorn aus. Halten Sie diese Position möglichst zehn Sekunden lang. Lockern Sie die Beine danach kurz aus. Dann erfolgt ein Fußwechsel, das heißt, Sie setzen den anderen Fuß nach vorn.
- Gehen Sie wieder in den Tandemstand wie bei der Übung vorher. Das heißt, Sie stellen beide Füße hintereinander, die Zehen des einen Fußes berühren fast die Ferse des anderen. Strecken Sie dann beide Arme (von der Stuhllehne lösen) auf Schulterhöhe lang nach vorn aus. Führen Sie aber nun einen Arm gestreckt auf Schulterhöhe langsam so um 90 Grad zur Seite, dass er eine Linie mit der Schulter bildet. Drehen Sie dabei den Kopf und schauen Sie dem Arm nach; bringen Sie dann Arm und Kopf wieder in die Ausgangsstellung und führen Sie dieselbe Übung mit dem anderen Arm aus.

➲ **Diese Übungen trainieren das Gleichgewicht und fördern die Standsicherheit.**

Wörter mit R – A – D markieren

Nehmen Sie eine alte Zeitschrift und einen farbigen Stift zur Hand. Gehen Sie einen beliebigen Text möglichst zügig durch. Streichen Sie dabei all die Wörter an, die die drei Buchstaben R, A und D mindestens einmal an irgendeiner Stelle und in beliebiger Reihenfolge, auch getrennt voneinander, enthalten. Zum Beispiel: h**ad**e**r**n, **Dra**ht, **Ad**e**r** …

➲ **So trainieren Sie Ihre Informationsverarbeitungsgeschwindigkeit.**

Geschichte einer Radtour

- Lassen Sie Ihrer Fantasie freien Lauf und schreiben Sie eine Geschichte, in der Sie alle Wörter mit R – A – D (siehe oben) verarbeiten. Je ungewöhnlicher die Ereignisse auf der fiktiven Radtour sind, desto besser.

➲ **Neben Satzbildung und Schreiben trainiert diese Übung die Fantasie.**

Schlüsselbegriffe erinnern

- Erledigen Sie diese Aufgabe mit zeitlichem Abstand zum Markieren der RAD-Wörter und zum Geschichte-Schreiben (siehe oben).
- Schreiben Sie möglichst viele Wörter auf, die Sie bei der Übung »Wörter mit R – A – D markieren« gekennzeichnet hatten. Vergleichen Sie sie dann noch einmal mit den angestrichenen Wörtern im Artikel. Wiederholen Sie die Aufgabe an mehreren Tagen und beobachten Sie, wie sich die Anzahl der erinnerten Begriffe verändert.

➲ **Diese Übung trainiert die Basis-Lerngeschwindigkeit.**

Wortsammlungen für jeden Tag

1. Welche Fahrradbestandteile kennen Sie?
2. Welche Fahrradarten sind Ihnen bekannt?
3. Welches Zubehör rund ums Rad können Sie aufzählen?
4. Nennen Sie alles, was Räder hat und ohne Motor auskommt.
5. Führen Sie alles auf, was eine radfreundliche Verkehrsplanung ausmacht.
6. Nennen Sie die Vorzüge des Radfahrens.
7. Welche anderen Begriffe fürs Rad und für diejenigen, die damit fahren, kennen Sie?

Mit diesen Überlegungen trainieren Sie Ihre Wortfindungsfähigkeit und Ihre Denkflexibilität.

Radle dich glücklich!

Radfahren ist die perfekte Möglichkeit, um in gemächlicher Fortbewegung Körper und Geist in Einklang zu bringen. Die leichte Aktivierung von Kreislauf und Muskulatur belohnt den Körper mit Glückshormonen. Drehen Sie mal eine Runde auf dem Rad. Treten Sie gemächlich in die Pedale und richten Sie gleichzeitig die Aufmerksamkeit auf alles, was die Sinne wahrnehmen: Fahrtwind, Temperatur, Licht, Schatten, Farben, Gerüche ... Schon wenige Minuten genügen für eine Mini-Auszeit, die die Anspannung vergessen lässt und Platz macht für neue Gedanken und Ideen. In den Niederlanden heißt dieses Phänomen genauso wie der Fahrrad-Verkehrsfluss: »Fiets Flow«.

Tipp: Nicht jeder Zucker schmeckt süß

Zum In-die-Pedale-Treten wird Energie benötigt. Diese wird in Form von Stärke und Zucker zugeführt. Kohlenhydrate sind quasi das Benzin, das in den Muskeln verbrannt wird. Doch Zucker ist nicht gleich Zucker und nicht alle Verbindungen schmecken süß.

Einfach- und Zweifachzucker sind sogenannte kurzkettige Kohlenhydrate, die direkt als Energiequelle ins Blut gelangen, dafür aber sehr schnell verarbeitet werden und nicht lange satt halten. Das gilt vor allem für Süßigkeiten. Besser sind die komplexen, langkettigen Kohlenhydrate, die zum Beispiel in Vollkornprodukten, Hülsenfrüchten, Haferflocken und Kartoffeln enthalten sind. Daraus kann der Körper längere Zeit Energie schöpfen.

Also: Vor der Radtour lieber zum Vollkornbrot greifen als zum Weizentoast. Und natürlich das Trinken nicht vergessen!

20

Tiere – unsere treuen Begleiter

Bewegter Start

Starten Sie täglich mit einer Bewegungsübung. Wählen Sie aus folgenden Aufgaben aus.

Als Material benötigen Sie 2 Fliegenklatschen, 1 Küchenschwamm und 1 Luftballon.

Übungen mit einer Fliegenklatsche:

- Experimentieren Sie mit der Fliegenklatsche und versuchen Sie, möglichst verschiedenartige Geräusche damit zu erzeugen.
- Vertreiben Sie mit der Fliegenklatsche imaginäre Fliegen. Schlagen Sie mit der Fliegenklatsche rund um Ihren eigenen Körper kräftig in die Luft.
- Verscheuchen Sie nun die imaginären Fliegen vom eigenen Körper: Schlagen Sie mit der Fliegenklatsche auf Ihre Arme, Hände, Füße, Beine, Schultern, Ihren Rumpf und so weiter.
- Halten Sie die Fliegenklatsche dabei abwechselnd in der rechten und in der linken Hand.

Übung mit einer Fliegenklatsche und einem Küchenschwamm:

- Legen Sie den Küchenschwamm auf die Fliegenklatsche und transportieren Sie ihn durch den Raum, ohne dass er herunterfällt.

Übungen mit einer Fliegenklatsche und einem Luftballon:

- Werfen Sie den Luftballon in die Luft und halten Sie ihn vom Boden fern. Immer, wenn er sich dem Boden nähert, schlagen Sie ihn so, dass er wieder durch die Luft schwebt.
- Legen Sie den Luftballon auf die Fliegenklatsche und transportieren Sie ihn durch den Raum, ohne dass er herunterfällt.
- Prellen Sie mit der Fliegenklatsche den Luftballon auf den Boden.
- Spielen Sie wie beim Tennis den Luftballon mit der Fliegenklatsche gegen eine Wand oder eine Tür. Wie viele Schläge nacheinander schaffen Sie, ohne dass der Ballon außer Kontrolle gerät?

Übung mit zwei Fliegenklatschen und einem Luftballon:

- Klemmen Sie den Luftballon zwischen die Fliegenklatschen ein, werfen Sie ihn hoch und fangen Sie ihn mit beiden Fliegenklatschen wieder auf.

➲ **Diese Übungen trainieren die Auge-Hand-Koordination.**

Tiere für mich

Finden Sie zu jedem Buchstaben Ihres Vornamens ein Tier.
Zum Beispiel: Elsa = Elefant, Libelle, Seemöwe, Amsel.

➲ **Mit dieser Aufgabe trainieren Sie Ihre Wortfindungsfähigkeit.**

Das Ende ist der Anfang

Überlegen Sie sich einen [Nonsens-]Satz, in dem jedes Wort mit dem Endbuchstaben des vorhergehenden Wortes anfängt.

Beispielsweise: Alle Elefanten nagen Nüsse.

Für jedes Wort gibt es einen Punkt. Je länger der Satz ist, desto mehr Punkte bekommen Sie.

- **Mit dieser Übung trainieren Sie Ihre Wortfindungsfähigkeit, Formulierungsfähigkeit und Ihre Denkflexibilität.**

Da steckt ein Tier drin ...

Suchen Sie Wörter, die ein verstecktes Tier enthalten (jedoch mit einem echten Tier nichts zu tun haben). Sc**hund**, Sch**lamm**schlacht ...

- **Mit dieser Übung trainieren Sie Ihre Wortfindungsfähigkeit und Ihre Denkflexibilität.**

Wortsammlungen für jeden Tag

1. Welche für den Menschen verwendbaren Tierprodukte gibt es?
2. Gehen Sie in Gedanken durch den Zoo und erstellen Sie eine Liste.
3. Welche Insektenarten fallen Ihnen ein?
4. Welche im Wasser lebenden Tiere kennen Sie?
5. Nennen Sie Hunderassen, gehen Sie dabei durch das Alphabet – von **A**ffenpinscher bis **Z**wergspitz.
6. Welche Tiere mit Hörnern oder Geweihen kennen Sie?
7. Welche Pflanzen, die Tiernamen enthalten, fallen Ihnen ein?

- **Mit diesen Übungen trainieren Sie Ihre Wortfindungsfähigkeit und Ihre Denkflexibilität.**

Durch Tiere die eigene Achtsamkeit entwickeln

Die Erinnerung an die Kindheit ist bei vielen Menschen von Erlebnissen mit tierischen Freunden oder Spielkameraden wie Hunden, Katzen, Wellensittichen, Kanarienvögeln oder Hühnern geprägt. Mittlerweile leben über 30 Millionen Tiere in deutschen Haushalten, wobei Katzen klare Favoriten sind – die Samtpfoten erfreuen sich zunehmender Beliebtheit.

Die Gerontologin Prof. Ursula Lehr weist darauf hin, dass Tiere dazu beitragen, dass ältere Menschen körperlich, geistig und sozial aktiv bleiben oder es wieder werden – und Aktivität ist erwiesenermaßen der beste Garant für ein gesundes und zufriedenes Älterwerden.

Hierzu einige Forschungsergebnisse: Allein durch ihre Anwesenheit können Tiere einen blutdrucksenkenden Effekt ausüben. Sie haben eine heilsame Wirkung auf depressive Menschen und vermindern Stress und Spannungen. Wichtig ist auch der positive Körperkontakt, der im Alter oft fehlt – den können Tiere bieten. Allein durch das Streicheln eines Hundes wird das »Kuschelhormon« Oxytocin ausgeschüttet, das Wohlbefinden hervorruft.

Tiere können den Menschen auch lehren, »im Moment« anzukommen, und sie können ihm zeigen, dass alles seine Zeit hat und braucht. Probieren Sie doch einfach einmal eine Achtsamkeitsübung aus, falls Sie ein Tier haben: Beobachten Sie Ihre Katze, wenn sie schläft. Wie reagiert sie auf Körperkontakt und Streicheleinheiten, wie verhält sie sich im Schlaf? Oder bleiben Sie beim Spaziergang mit Ihrem Vierbeiner einfach mal stehen und betrachten Sie die Umgebung achtsam, schnuppern und lauschen Sie.

Vegetarische Ernährung

Der Verzicht auf Fleisch, Geflügel und Fisch ist mittlerweile nicht mehr nur ein Trend, sondern wird bei vielen Menschen immer mehr zur Lebenseinstellung und folgt dem Wunsch nach einer gesundheitsfördernden Ernährung.

Viele Studien beweisen, dass pflanzliche Kost unter anderem im Zusammenhang mit niedrigem Blutdruck, niedrigem Cholesterin, weniger Herzinfarkten sowie Schlaganfällen steht und dass auch das Körpergewicht davon profitiert. Das Risiko von Magenkrebs kann bei fleischloser Kost sogar um 71 Prozent gesenkt werden.

Pflanzliche Nahrungsmittel versorgen den Körper in der Regel mit ausreichenden Vitaminen und Mineralstoffen – mit einer Ausnahme: Vitamin B_{12} ist fast ausschließlich in tierischen Produkten enthalten. Das wichtige Eisen können die Pflanzen aber bieten. Pflanzliche Eisenquellen sind zum Beispiel Hülsenfrüchte, dunkelgrüne Gemüsesorten, Sauerkraut und Bier, weitere vegetarische Eisenquellen sind Eier und Milchprodukte.

21

Faszination Steine

Bewegter Start

Starten Sie täglich mit einer Bewegungsübung. Wählen Sie aus folgenden Aufgaben aus.

Als Material benötigen Sie 1 Kieselstein.

Zur Vorbereitung: Sammeln Sie auf einem Spaziergang mehrere Steine, die Ihnen gut gefallen und gut in Ihrer Hand liegen. Säubern Sie sie zu Hause und suchen Sie sich für die Übungen einen davon aus.

- Legen Sie den Stein auf eine Handfläche und lassen Sie ihn mehrmals von einer Hand in die andere gleiten.
- Legen Sie den Stein auf die Handfläche der rechten Hand und schließen Sie die Hand zur Faust. Dann öffnen Sie die Hand wieder und spreizen dabei Ihre Finger. Achten Sie darauf, dass der Stein nicht hinunterfällt. Führen Sie diese Übung mehrmals durch. Wechseln Sie dabei die Hände.
- Legen Sie den Stein auf die offene Handfläche. Führen Sie ihn nun in verschiedene Richtungen: nach oben, unten, rechts und links (wie ein Kellnertablett). Führen Sie die Übung dann mit der anderen Hand durch.
- Zeichnen Sie mit dem Stein in der rechten Hand imaginäre Kreise und schreiben Sie eine »Acht« in die Luft. Führen Sie die Übung anschließend mit der linken Hand durch.
- Nehmen Sie den Stein in die rechte Hand, führen Sie ihn auf Höhe Ihrer Taille um den Körper herum und nehmen Sie ihn mit der linken Hand entgegen. Übergeben Sie ihn immer wieder vor und hinter dem Körper von einer Hand in die andere und wechseln Sie mehrmals die Richtung.

- Legen Sie den Stein mittig vor sich auf den Fußboden und tippen Sie ihn mehrmals abwechselnd mit der rechten und der linken Fußspitze an.
- Der Stein liegt auf dem Fußboden. Ziehen Sie abwechselnd mit dem rechten und dem linken großen Zeh Kreise um den Stein. Beginnen Sie mit kleinen Kreisen, die immer größer werden und sich dann nach und nach wieder enger um den Stein zurückbewegen.

➲ Diese Übungen trainieren die Koordination und die Geschicklichkeit.

In jedem steckt ein Dichter

Im Folgenden sind zum Thema »Steine« Gedichtanfänge und einige Reimwörter vorgegeben. Nun sind Sie dran: Ergänzen Sie!

Überlegen Sie, welche Überschriften zu den zwei Versen passen könnten.

1. Er schenkte mir einen Edelstein,

_______________________________ Kerzenschein
_______________________________ Beisammensein
_______________________________ Moselwein
_______________________________ Sonnenschein
_______________________________ Führerschein

2. Der Ziegel- sprach zum Kieselstein:

_______________________________ klein
_______________________________ Rhein
_______________________________ querfeldein
_______________________________ lupenrein
_______________________________ Wohlsein

➲ Mit dieser Übung trainieren Sie Ihre Denkflexibilität sowie Ihre Fantasie und Ihre Kreativität.

Wortsammlungen für jeden Tag

1. Welche Wörter mit »-stein« am Ende fallen Ihnen ein? Von **A**launstein bis **Z**ahnstein ...
2. Nennen Sie Wörter mit »Stein-« am Anfang. Zum Beispiel: Steinadler, Steinzeit ...
3. Welche Gesteinsarten kennen Sie?
4. Finden Sie Verwendungsmöglichkeiten für Steine (Briefbeschwerer ...).
5. Welche Sprichwörter und Redensarten mit »Stein« fallen Ihnen ein?
6. Welche berühmten Felsformationen im In- und Ausland kennen Sie?
7. Zählen Sie Edelsteine und Halbedelsteine auf.

Mit diesen Übungen trainieren Sie Ihre Wortfindungsfähigkeit und Ihre Denkflexibilität.

Steinmeditation

Nehmen Sie Ihren Kieselstein von Ihrem Spaziergang in die Hand, drehen Sie ihn und betrachten Sie ihn von allen Seiten, aus der Nähe und aus einiger Entfernung: Wie groß ist er, kann Ihre Hand ihn umschließen? Wie ist seine Farbe, hat er ein Muster? Fühlen Sie den Stein: Wie schwer ist er? Welche Form hat er, wie fühlt sich seine Oberfläche an?

Wenn Sie den Stein selbst gefunden haben, überlegen Sie in der Rückschau: Bei welcher Gelegenheit haben Sie ihn entdeckt? Wo war es, wie sah die Umgebung aus? Wie ging es Ihnen an diesem Tag?

Stecken Sie den Stein in Ihre Jacken- oder Manteltasche und lassen Sie sich in den nächsten Wochen unterwegs von ihm »inspirieren«.

Steine bemalen und aussetzen

Seit geraumer Zeit gibt es in vielen Regionen Deutschlands einen Trend: Steine bemalen und aussetzen. Die Bewegung »Painted Rocks« entstand in den USA, inzwischen gibt es auch hierzulande über 200 Facebook-Gruppen mit vielen Tausend Mitgliedern. Steine werden liebevoll bemalt, verziert, sogar manchmal umhäkelt – und dann irgendwo platziert oder versteckt. Begegnet Ihnen ein solcher Stein, dürfen Sie ihn gerne mitnehmen. Sie können ihn behalten oder wieder an einer beliebigen Stelle aussetzen. Ziel der Aktion ist es, Menschen eine Freude zu machen. Ein positiver Nebeneffekt davon: eine bewusstere und achtsamere Wahrnehmung der Umwelt.

Vielleicht haben Sie auch Lust, sich an dieser Kunstaktion zu beteiligen? Dann nichts wie ran an die Steine!

Tipp: Gallensteinen vorbeugen

Im Normalfall verursachen Gallensteine – an denen geschätzt 15 Prozent der Bevölkerung leiden – meist keine Beschwerden. Wenn sie sich allerdings einklemmen und den Abfluss der Galle behindern, kann es zu heftigen Koliken und Entzündungen kommen. Sollten Gallensteine möglicherweise familiär gehäuft auftreten, kann man ihnen durch einen entsprechenden Lebensstil relativ einfach vorbeugen.

Eine Diät ist eher nicht ratsam. Denn einseitige Diäten, längeres Heilfasten und schnelle Gewichtsabnahme begünstigen sogar die Entstehung von Gallensteinen. Denn in einer »Hungerphase« gibt der Körper das im Fettgewebe gespeicherte Cholesterin vermehrt an die Gallenflüssigkeit ab und verursacht dadurch ein Ungleichgewicht in ihrer Zusammensetzung. Zugleich nimmt die Bewegungsfähigkeit der Gallenblase ab, die Galle verbleibt somit länger darin und kann sich schließlich zu Steinen zusammenballen. Wer abnehmen möchte, sollte dies lieber über einen längeren Zeitraum durch eine ausgewogene fettarme und ballaststoffreiche Vollwertkost tun. Ein Tipp: Leinöl und Rapsöl (möglichst kalt gepresst) sind hochwertige Lieferanten von notwendigen Omega-3-Fettsäuren. Ein bis zwei Esslöffel täglich werden von vielen Ärzten empfohlen.

22

Essen und Trinken hält Leib und Seele zusammen

Bewegter Start

Starten Sie täglich mit einer Bewegungsübung. Wählen Sie aus folgenden Aufgaben aus.

Bewegungsübungen mit dem Küchentuch

Als Material benötigen Sie 1 Geschirrhandtuch.

Führen Sie die folgenden Übungen jeweils mehrmals durch.

- Setzen Sie sich auf einen Stuhl und halten Sie das Tuch in beiden Händen. Fassen Sie den Rand mit den Fingerspitzen, erfühlen Sie die Kanten und prüfen Sie dabei, ob die Nähte einwandfrei sind.
- Legen Sie das Tuch ausgebreitet auf die Oberschenkel. Fassen Sie den Rand des Tuches an zwei Zipfeln mit den Fingerspitzen. Strecken Sie die Arme nach vorne aus. Raffen Sie das Tuch mit beiden Händen von außen nach innen zusammen und ziehen Sie es dann wieder glatt.
- Fassen Sie das Tuch an zwei Enden. Raffen Sie es von oben nach unten zusammen und lassen Sie es mit beiden Händen gleichzeitig fallen.

➲ **Mit diesen Übungen mobilisieren Sie Ihre Finger und Hände.**

- Breiten Sie das Tuch aus und fassen Sie es mit beiden Händen an den Diagonalecken. Halten Sie es mit gestreckten Armen straff vor dem

Körper und wickeln Sie es gleichzeitig um beide Hände, bis sie sich in der Mitte treffen; lösen Sie anschließend das Tuch wieder aus den Händen.

➲ **Mit dieser Übung mobilisieren Sie die Hand- und Schultergelenke.**

- Legen Sie das Tuch auf die Oberschenkel und rollen Sie es zusammen. Fassen Sie beide Enden dieser »Wurst« und bewegen Sie diese wie ein Paddel.
- Halten Sie das zusammengerollte Tuch mit den Händen an beiden Enden. Halten Sie es straff auf Brusthöhe vor dem Körper. Ziehen Sie das Tuch hin und her. Einmal ist der linke Arm zur Seite gestreckt, der rechte Arm gebeugt, dann umgekehrt. Im Wechsel ziehen einmal der linke Arm und einmal der rechte Arm in die seitliche Streckung.
- Halten Sie das zusammengerollte Tuch mit den Händen an beiden Enden. Fixieren Sie eine Hand auf dem Oberschenkel und führen Sie die Tuchwurst mit der anderen Hand in alle Richtungen, auch mit Kreisbewegungen. Halten Sie das Tuch dabei stramm. Führen Sie die Übung mit und ohne Rumpfbewegungen aus.

➲ **Mit diesen Übungen mobilisieren Sie den Arm-Schulter-Gürtel.**

- Legen Sie das zusammengerollte Tuch von außen um das angewinkelte Schienbein. Ziehen Sie das Bein mit dem Tuch zum Oberkörper heran, halten Sie es 3 Sekunden und setzen es wieder ab. Führen Sie die Übung mit dem rechten und dem linken Bein mehrmals durch.
- Stellen Sie sich seitlich neben einen Stuhl. Halten Sie sich mit einer Hand an der Rückenlehne fest. Legen Sie dann das zusammengefaltete Tuch auf den äußeren Fuß und lösen diesen Fuß vom Boden. Lassen Sie das Bein mehrmals schwingen und kreisen – ohne dass das Tuch herunterfällt. Nehmen Sie dann das Tuch und führen Sie die Übung mit dem anderen Bein an der anderen Stuhlseite durch.

➲ **Mit diesen Übungen mobilisieren Sie die Hüftgelenke.**

Fingerübungen mit dem Kochlöffel

Als Material brauchen Sie 1 Kochlöffel.

- Nehmen Sie den Kochlöffel in beide Hände und »flechten« Sie Ihre Finger um den Stiel, das heißt: den kleinen Finger unten, den Ringfinger oben, den Mittelfinger unten, den Zeigefinger oben ...
- Nehmen Sie den Kochlöffel senkrecht in die Hand und führen Sie Rührbewegungen aus, jeweils rechts- und linksherum. Vergrößern Sie dabei die Kreise langsam und verkleinern Sie sie am Ende wieder. Üben Sie nacheinander mit beiden Händen.
- Umfassen Sie den Stiel mit Daumen, Zeige- und Mittelfinger beider Hände am oberen Ende. Bewegen Sie dann Ihre Finger durch Umgreifen (abwechselnd die Finger der linken und der rechten Hand) langsam nach unten. Am unteren Ende des Stiels angekommen, lösen Sie die Finger und lassen den Holzstab langsam nach unten gleiten.
- Umfassen Sie den Stiel nur mit jeweils zwei Fingern beider Hände am oberen Ende, beispielsweise mit Daumen und Zeigefinger beziehungsweise Daumen und Mittelfinger. Bewegen Sie dann Ihre Finger durch Umgreifen (abwechselnd links und rechts) langsam nach unten. Am unteren Ende des Stiels angekommen, lösen Sie die Finger leicht und lassen den Holzstab langsam nach unten gleiten. Benutzen Sie Daumen und Zeigefinger beziehungsweise Daumen und Mittelfinger im Wechsel.
- Umfassen Sie den Kochlöffel an beiden Enden und halten Sie ihn waagerecht. Dann strecken Sie beide Arme nach oben, halten Sie einige Sekunden und führen ihn dann im Wechsel einmal hinter und einmal vor den Kopf.
- Reiben Sie den Stiel zwischen den beiden ausgestreckten Handflächen hin und her (quirlen).

➲ **Diese Übungen trainieren die Fingerfertigkeit, die Beweglichkeit und bereiten das Gehirn auf geistige Anforderungen vor.**

Anagramm – nicht nur für Schleckermäuler

Überlegen Sie sich Begriffe, die Sie aus den Buchstaben des Wortes »SCHLECKERMAUL« bilden können. Sie brauchen nicht alle Buchstaben zu verwenden. Beispiele wären: Ecke, schlau, Lack, Lehm … Legen Sie eine Wortliste an, die Sie in der ganzen Woche ergänzen. Wie viele Begriffe finden Sie?

➲ **Mit dieser Übung trainieren Sie Ihre Wortfindungsfähigkeit.**

Wortsammlungen für jeden Tag

1. Nennen Sie Berufe rund um den Themenbereich »Essen und Trinken«.
2. Kennen Sie Gerichte, in denen Eier verwendet werden?
3. Es geht um die Wurst. Finden Sie viele Sorten!
4. Zählen Sie unterschiedliche Gemüsesorten auf.
5. Welche Eissorten kennen Sie?
6. Erstellen Sie eine Liste von Lebensmitteln, die aus Milch gemacht werden.
7. Welche Gerichte kennen Sie von der italienischen Speisekarte?

➲ **Mit diesen Übungen trainieren Sie Ihre Wortfindungsfähigkeit und Ihre Denkflexibilität.**

Essen und Trinken mit Achtsamkeit

Stellen Sie Ihren Speiseplan mit heimischen und saisonalen Obst- und Gemüsesorten zusammen – dies schont den Geldbeutel und zeugt von Achtsamkeit gegenüber der Umwelt.

»Essen und Trinken hält Leib und Seele zusammen!« Diese schon sehr alte Spruchweisheit signalisiert, dass Nahrungsaufnahme mehr bedeutet als nur das Stillen von Hunger und Durst. Zum Genuss einer Mahlzeit gehört auch der achtsame Umgang mit Speisen und Getränken – und letztendlich auch der achtsame Umgang mit sich selbst. Zelebrieren Sie doch in regelmäßigen Abständen ein Essen ganz bewusst als sinnliches Erlebnis. Nehmen Sie sich Zeit, lassen Sie Ihren Körper zur Ruhe kommen. Gestalten Sie den Tisch mit jahreszeitlicher Dekoration, um auch dem Auge etwas zu bieten. Wenn es Ihnen guttut, hören Sie beim Essen leise Musik. Konzentrieren Sie sich auf sich und Ihre Mahlzeit, genießen Sie jeden Bissen!

Tipp: Freche Früchtchen für die geistige Fitness

Die meisten Früchte wirken sich positiv auf die Leistungsfähigkeit des Gehirns aus. Besonders Avocados haben einen hohen Gehalt von einfach ungesättigten Fetten und helfen bei der besseren Durchblutung des Gehirns. Auch Äpfel, Ananas, Kirschen, Kiwis, Orangen, Pfirsiche, Pflaumen, Trauben sowie Wasser- und Zuckermelonen sind gut für die Hirnleistung.

23

Musik liegt in der Luft

Bewegter Start

Starten Sie täglich mit einer Bewegungsübung. Wählen Sie aus folgenden Aufgaben aus.

Rhythmischer Tanz im Sitzen

Als Material brauchen Sie flotte Musik im Viervierteltakt.

Setzen Sie sich auf einen Stuhl und strecken Sie beide Beine nach vorne. Führen Sie im Takt der Musik nacheinander folgende Bewegungen aus:

- Klopfen Sie 4-mal auf die Oberschenkel.
- Klatschen Sie 4-mal in die Hände.
- Kreisen Sie 4-mal die angewinkelten Unterarme umeinander.
- Stoßen Sie 4-mal mit beiden Händen von der Höhe der rechten Hüfte nach unten Richtung Boden.
- Stoßen Sie 4-mal mit beiden Händen von der Höhe der linken Hüfte nach unten Richtung Boden.
- Tippen Sie 4-mal mit der rechten Hand auf die rechte Schulter.
- Tippen Sie 4-mal mit der linken Hand auf die linke Schulter.
- Stampfen Sie 4-mal mit dem rechten Fuß auf.
- Stampfen Sie 4-mal mit dem linken Fuß auf.
- Stehen Sie 2-mal auf und setzen Sie sich wieder.
- … und das Ganze noch einmal von vorne.

➲ **Diese Übungsreihe trainiert Ihre Aufmerksamkeit, Ihre Rhythmusfähigkeit und Ihre Koordination.**

Klopf – Schnips – Klatsch

Dies soll die Bewegungsfolge sein: Klopf – Schnips – Klatsch – Klopf – Schnips – Klatsch – Schnips.

Und dies sind die Übungen dazu:

- Klopf: Klopfen Sie mit der flachen rechten Hand leicht auf Ihren Brustkorb.
- Schnips: Schnipsen Sie mit den Fingern beider Hände.
- Klatsch: Klatschen Sie zweimal in die Hände.
- Klopf: Klopfen Sie mit der flachen linken Hand leicht auf Ihren Brustkorb.
- Schnips: Schnipsen Sie mit den Fingern beider Hände.
- Klatsch: Klatschen Sie einmal in die Hände.
- Schnips: Und schnipsen Sie zum Abschluss wieder mit beiden Händen.
- Wer nicht gut schnipsen kann, kann stattdessen mit der Zunge schnalzen.

Üben Sie die Bewegungsfolge gut ein, steigern Sie allmählich das Tempo und hängen Sie mehrere Folgen aneinander.

➲ **Diese Übungsfolge trainiert das Arbeitsgedächtnis, das Rhythmusgefühl und die Koordination.**

Anagramm

Bilden Sie aus den Buchstaben des Wortes »LIEDERBUCH« neue Wörter! Sie brauchen nicht alle Buchstaben zu verwenden, es dürfen jedoch keine weiteren anderen Buchstaben gebraucht werden.

Legen Sie eine Wortliste an, die Sie in der ganzen Woche ergänzen können. Wie viele Begriffe finden Sie?

Tipp: Wer es sich leichter machen will, nimmt Scrabble-Steine und schiebt sie beliebig hin und her, um Wörter zu finden.

Der Ton macht die Musik

Suchen Sie Redewendungen und Sprichwörter, die im engeren oder weiteren Sinn mit Musik zu tun haben.

Der kreative Notenschlüssel

Nehmen Sie ein Liederbuch zur Hand und zeichnen Sie möglichst groß einen Violinschlüssel ab. Werden Sie kreativ und gestalten Sie daraus ein kunstvolles Motiv.

➲ **Das trainiert Ihre Fantasie, Ihre Kreativität und Ihre visuelle Wahrnehmung.**

Wortlisten für jeden Tag

1. Sammeln Sie Lieder, in denen Wasser eine Rolle spielt.
2. Erstellen Sie eine Liste mit Musikinstrumenten.
3. Welche Komponisten kennen Sie?
4. Finden Sie Titel von Musiksendungen in TV und Radio, aktuelle und ehemalige – nach dem Motto »Musik ist Trumpf«.
5. Wer moderiert(e) Musiksendungen?
6. Welche Lieder, Songs und Schlager rund um die Liebe kennen Sie?
7. Finden Sie bekannte Musikinterpreten – von früher und heute.

➲ **Mit diesen Übungen trainieren Sie Ihre Wortfindungsfähigkeit und Ihre Denkflexibilität.**

Gut vernetzt durch Musik

- Lernen Sie Texte Ihrer Lieblingssongs auswendig.
- Dirigieren Sie beim Hören Ihres Lieblingssongs mit.
- Lernen Sie ein (neues) Musikinstrument oder frischen Sie Ihre Kenntnisse auf; spielen Sie ein Instrument und machen Sie Musik. Dadurch werden die Gehirnzellen besser vernetzt.
- Lernen Sie Lieder in einer Fremdsprache.
- Singen Sie zusammen mit Kindern aus der Familie, dem Bekanntenkreis oder der Nachbarschaft.
- Welche Lieder oder Musikstücke waren in bestimmten Lebensphasen wichtig für Sie? Schreiben Sie eins für jedes Jahrzehnt auf!

Singen macht glücklich

Kanadische Forscher der McGill University in Montreal haben bestätigt, dass Menschen beim Hören bestimmter Musikstücke eine Gänsehaut bekommen. Dafür soll das Dopamin verantwortlich sein. Dieses »Glückshormon« wird beim Hören bestimmter Musik ausgeschüttet und löst dadurch körperliche Reaktionen aus: eine Veränderung der Körpertemperatur und eine erhöhte Leitfähigkeit der Haut. Das Hören von Lieblingsmusik verursacht im Gehirn also einen »Belohnungsmechanismus«.

Musik – und speziell das Singen – erhöht außerdem nicht nur die Produktion von Hormonen, sondern auch die von Botenstoffen, sogenannten Neurotransmittern wie Serotonin, Oxytocin und Beta-Endorphin. Diese erzeugen unter anderem eine positive Stimmung.

Tipp: Ernährung und Stimme

Wussten Sie schon, dass Ihre Ernährung auch Auswirkungen auf Ihre Stimme haben kann? Natürlich gibt es kein Wundermittel für einen besseren Gesang. Jedoch sollten Sie vor einem Auftritt mit Ihrem Chor oder einer Karaoke-Einlage unbedingt Nahrungsmittel vermeiden, die Sodbrennen verursachen können, zum Beispiel scharfe Gewürze, Milchprodukte und kohlensäurehaltige Getränke.

Für gesangshemmende Mundtrockenheit sind oft gesüßte und sehr salzhaltige Produkte verantwortlich. Auch der Genuss von Kaffee kann ungünstig auf die Singstimme einwirken.

Ein ausgeglichener Flüssigkeitshaushalt ist die beste Voraussetzung für eine starke Stimme – also sollte man im Vorfeld viel zimmerwarmes Wasser trinken.

24

Sport – aktiv bleiben

Bewegter Start

Ideal ist, wenn Sie sich regelmäßig sportlich betätigen, zum Beispiel in einem Verein. Gemeinsam macht das Training mehr Spaß und vor allem motiviert die Gruppe meist dazu, sich auch dann aufzuraffen, wenn die Lust mal nicht so groß ist. Doch ein solches meist wöchentliches Training ersetzt nicht das tägliche Üben zu Hause!

Starten Sie täglich mit einer Bewegungsübung. Wählen Sie aus folgenden Aufgaben aus.

Als Material benötigen Sie 1 standsicheren Stuhl ohne Armlehnen.

- Stellen Sie sich hinter den Stuhl und stützen Sie sich mit Ihren Händen an der Rückenlehne ab. Gehen Sie nun zügig am Platz, das heißt, bewegen Sie Ihre Beine so, als ob Sie sich fortbewegen würden. Führen Sie diese Übung so lange durch, bis Sie ins Schwitzen kommen oder außer Atem geraten. Sie können zwischendurch kleine Pausen machen.

➲ **Dies trainiert die Ausdauer und regt die Informationsverarbeitung an.**

- Stehen Sie aufrecht hinter dem Stuhl und stützen Sie sich mit den Händen an der Rückenlehne ab. Nun heben Sie im Wechsel langsam das rechte und das linke Knie so hoch wie möglich an. Führen Sie die Übung mit jedem Knie 10-mal durch und machen Sie nach einer kurzen Pause einen weiteren Durchgang mit wieder 10-mal. Dann lockern Sie Ihre Beine aus.

- Stehen Sie aufrecht hinter dem Stuhl und stützen Sie sich mit den Händen an der Rückenlehne ab. Heben Sie nun das rechte und das linke Bein im Wechsel lang gestreckt nach hinten an. Führen Sie die Übung mit jedem Bein 10-mal durch und machen Sie nach einer kurzen Pause einen weiteren Durchgang mit wieder 10-mal. Dann lockern Sie die Beine aus.
- Stehen Sie aufrecht hinter dem Stuhl und stützen Sie sich mit den Händen an der Rückenlehne ab. Heben Sie nun die Beine im Wechsel seitlich an, dabei zeigt die Fußspitze nach vorn. Heben Sie das rechte Bein nach rechts außen so hoch wie möglich, halten Sie es kurz oben, führen Sie es langsam wieder zurück und setzen Sie es ab. Nun ist das linke Bein dran. Führen Sie die Übung mit jedem Bein 10-mal durch und machen Sie nach einer kurzen Pause einen weiteren Durchgang mit wieder 10-mal. Dann lockern Sie die Beine aus.
- Stehen Sie aufrecht hinter dem Stuhl, stützen Sie sich mit den Händen an der Rückenlehne ab. Nehmen Sie die Füße hüftbreit auseinander, die Fußspitzen sollten leicht nach außen zeigen. Aus dieser Position heraus beugen Sie die Knie und schieben Ihr Gesäß nach hinten, so wie wenn Sie sich auf einen gedachten Stuhl »setzen«. Dabei sollten die Knie nicht über die Fußspitzen ragen. Halten Sie kurz diese »Sitzposition«, dann richten Sie sich langsam wieder auf.
- Setzen Sie sich auf den vorderen Teil der Sitzfläche, lehnen Sie sich nicht an. Platzieren Sie Ihre Füße hüftbreit auseinander in einer Schrittstellung. Dabei steht der vordere Fuß mit der ganzen Sohle auf dem Boden, der hintere Fuß berührt nur mit der Fußspitze den Boden. Legen Sie nun die Arme vorn auf die Brust und neigen Sie den Oberkörper leicht nach vorn. Drücken Sie sich aus dieser Haltung mit der Kraft Ihrer Oberschenkel nach oben, sodass sich Ihr Gesäß ein wenig von der Sitzfläche abhebt. Halten Sie diese Position kurz und setzen Sie sich wieder. Wechseln Sie nach mehreren Wiederholungen die Füße und wiederholen Sie die Übung.

➲ **Diese Übungen trainieren die Beinmuskulatur und das Gleichgewicht.**

Sportarten-Wortkette

Bilden Sie eine Wortkette aus Wörtern für verschiedene Sportarten und Bewegungsformen. Das bedeutet, der letzte Buchstabe des einen Wortes soll jeweils der erste des nächsten Wortes sein. Beispielsweise: Jud**o** – **O**rientierungslau**f** – **F**austball …

Als Variation: Reihen Sie bei der Wortkette Begriffe mit aufsteigender Silbenzahl aneinander. Das heißt: zuerst ein Wort mit einer Silbe, dann mit zwei, drei und so weiter. Finden Sie keine Wörter mit mehr Silben, reihen Sie dann Wörter mit wieder absteigender Silbenzahl aneinander.

➲ Diese Übungen trainieren Ihre Wortfindungsfähigkeit und Ihre Denkflexibilität.

Spiel-Aufstellung

Für diese Übung benötigen Sie:

- 1 Dame- oder Schachbrett und Spielfiguren (zum Beispiel aus einem Mensch-ärgere-dich-nicht-Spiel; alternativ auch Münzen oder Knöpfe)
- Papier und Stift
- 1 Tuch zum Abdecken des Spielbretts

Zeichnen Sie zuerst ein Abbild des Spielbretts mit allen Feldern auf ein Blatt Papier.

Stellen Sie sich vor, Ihr Spielbrett wäre das Feld für ein Sportspiel, die Figuren die Spielenden und Sie Trainerin oder Trainer.

Stellen Sie nun Ihre Mannschaft auf, das heißt, positionieren Sie zwei oder drei Spieler an beliebigen Positionen auf den Feldern des Spielbretts.

Betrachten Sie Ihre Aufstellung kurz, etwa eine Sekunde je Spieler.

Decken Sie dann das Spielbrett mit dem Tuch ab.

Versuchen Sie anschließend, andere Spieler auf Ihrem selbst gemalten Papierbrett auf die gleichen Positionen zu stellen.

Entfernen Sie das Tuch und vergleichen Sie die Positionen der Spieler auf dem Papierbrett mit denen des Spielbretts. Stehen alle auf den gleichen Feldern? Steigern Sie langsam die Anzahl der Spieler auf bis zu fünf oder sechs Figuren.

➲ **Mit dieser Übung trainieren Sie Ihre Merkspanne, einen Teil des Arbeitsgedächtnisses, der fürs kurze Behalten zuständig ist.**

Wortsammlungen für jeden Tag

1. Nennen Sie prominente Sportlerinnen und Sportler – von Andreas **A**guilar bis Zinedine **Z**idane.
2. Finden Sie Sportarten in freier Natur. Zum Beispiel: Trekking ...
3. Sammeln Sie Wintersportarten. Beispielsweise: Eiskunstlauf ...
4. Welche Sportarten im und auf dem Wasser kennen Sie? Zum Beispiel: Rudern ...
5. Erstellen Sie ein ABC der Sportgeräte und -ausrüstung – von **A**lpinski bis **Z**auberschnur.
6. Finden Sie Sportarten, die man mit einem Ball spielt. Beispielsweise: Badminton ...
7. Nennen Sie Begriffe rund um den Fußball. Zum Beispiel: Vereine, Spieler, Fachbegriffe ...

➲ **Mit diesen Übungen trainieren Sie Ihre Wortfindungsfähigkeit und Ihre Denkflexibilität.**

Outdoorsport – Im Einklang mit der Natur

Sport ist hervorragend geeignet, um abzuschalten, Probleme des Alltags hinter sich zu lassen und sich voll und ganz auf den eigenen Körper zu konzentrieren. Besonders intensiv gelingt das Abschalten mit neuen Bewegungserfahrungen, zum Beispiel bei bisher noch nie ausgeübten Sportarten oder in fremder Umgebung. Da ist einfach kein Platz für andere Gedanken und Sie kommen automatisch bei sich selbst an. Ideal sind Sportarten in freier Natur – Wandern, Walken, Joggen, Radfahren und so weiter. Eine intensive Erfahrung ist das Barfußgehen, das im Alltag kaum noch vorkommt. Vielleicht haben Sie ja einen Barfußpfad in Ihrer Nähe – und falls keiner vorhanden ist: Gehen Sie doch einmal in der Natur auf eigene Faust ein Stück weit ohne Schuhe. Spüren Sie Gras, Lehm, Waldboden … bewusst unter Ihren Füßen. Werden Sie dabei eins mit der Natur.

Tipp: Leitungswasser als idealer Durstlöscher

Studien der Stiftung Warentest belegen, dass Leitungswasser den Qualitätsvergleich mit Mineralwasser aufnehmen kann. Es enthält oft mehr Mineralien und weniger chemische Rückstände. Der Einsatz eines Wasserfilters verfeinert den Genuss und schließt Verunreinigungen aus der Hausinstallation aus. In einer eigenen Mehrwegtrinkflasche ist Leitungswasser umweltfreundlich und kostengünstig. Übrigens: Freizeitsportler brauchen keine Energydrinks! Schorlen mit einem Viertel bis einem Drittel Saftanteil im Wasser spenden genauso Energie – und sorgen für Abwechslung.

25

Gut vernetzt?

Bewegter Start

Starten Sie täglich mit einer Bewegungsübung. Wählen Sie aus folgenden Aufgaben aus.

Als Material benötigen Sie 1 schmales, langes Netz (zum Beispiel das von mehreren Knoblauchknollen) und 1 Tennisball (alternativ 1 Zwiebel oder Ähnliches).

- Ziehen Sie das Netz wie einen Handschuh über eine Hand. Spielen Sie zunächst mit Ihren Fingern und spreizen Sie dann die Finger gegen den Widerstand des Netzes so weit Sie können. Machen Sie mehrere Durchgänge: Spreizen Sie jeweils Ihre Finger und legen Sie sie wieder locker aneinander. Nehmen Sie die rechte und die linke Hand im Wechsel. Lockern Sie danach Ihre Hände aus.

➲ **Diese Übung trainiert die Fingerbeweglichkeit und fördert die Hirndurchblutung.**

- Geben Sie den Tennisball in das Netz. Fassen Sie das Netz dann an der Öffnung und lassen Sie es aus dem Handgelenk heraus pendeln. Pendeln Sie nach vorne, nach hinten, nach links und rechts und kreisend im und gegen den Uhrzeigersinn. Benutzen Sie die rechte und die linke Hand im Wechsel. Machen Sie mehrere Durchgänge.
- Fassen Sie das Netz mit dem Tennisball an der Öffnung, Ihr Arm hängt locker seitlich am Körper. Schwingen Sie dann das Netz mit langem

Arm vor und zurück. Benutzen Sie den rechten und den linken Arm im Wechsel.

- Fassen Sie das Netz mit dem Tennisball an der Öffnung, Ihr Arm hängt locker seitlich am Körper. Schwingen Sie dann das Netz mit langem Arm vor und zurück. Übergeben Sie aber nun das Netz bei jedem Schwung vorn von einer Hand in die andere. Schaffen Sie es auch, das Netz hinter dem Rücken zu übergeben anstatt vorn oder sogar jeweils vorn und hinten?

➲ **Diese Übungen trainieren die Beweglichkeit im Arm-Schulter-Gürtel und regen die Hirndurchblutung an.**

- Fassen Sie das Netz mit dem Tennisball mit einer Hand an der Öffnung, halten Sie es tief und kicken Sie abwechselnd mit dem linken und rechten Fuß dagegen. Mal hält die rechte Hand, mal die linke das Netz.
- Fassen Sie das Netz mit dem Tennisball mit einer Hand an der Öffnung und halten Sie es tief. Lassen Sie nun das Netz knapp über dem Boden langsam kreisen und steigen Sie bei jeder Runde mit den Füßen darüber. Kreisen Sie das Netz rechts- und linksherum und wechseln Sie die Hände. Falls Ihr Netz zu kurz ist, können Sie für diese Übung auch ein Einkaufsnetz verwenden.

➲ **Diese Übungen bringen den Kreislauf in Schwung und bereiten auf anschließende Denkaufgaben vor.**

Gedanken vernetzen

Bei dieser Aufgabe geht es darum, Gedanken zu spinnen und zu verknüpfen, und mal völlig frei, mal nach bestimmten Vorgaben Zusammenhänge herzustellen – auch »assoziieren« genannt. Am besten üben Sie zunächst mit Stift und Papier: Schreiben Sie Ihre Ideen auf. Später können Sie diese Übung immer wieder im Kopf machen und so Wartezeiten sinnvoll nutzen oder sich unterwegs bei einem Spaziergang zwischendurch geistig fordern.

- Freies Assoziieren: Nehmen Sie ein beliebiges Wort, das Ihnen gerade einfällt oder das Sie gerade irgendwo gelesen haben. Finden Sie dazu schnell und spontan drei oder vier neue Begriffe. Zum Beispiel »UHR – Zeit – ticken – Zeiger – Takt« oder »REGEN – nass – Wasser – sauer – Pfütze« und so weiter. Notieren Sie immer den ersten Gedanken. Die Wörter, die Sie finden, müssen nicht logisch erklärbar sein. Suchen Sie sich immer wieder neue Ausgangswörter, mit denen Sie üben können.

➲ **Mit dieser Übung trainieren Sie Ihre Kreativität und Wortfindungsfähigkeit.**

- Assoziieren nach Vorgaben: Gehen Sie ähnlich vor wie bei der vorhergehenden Übung, aber erstellen Sie sich zunächst ein Raster mit Vorgaben, zu denen Ihre gefundenen Wörter passen sollen, zum Beispiel für das Ausgangswort AUTO:

Gegenteil	Schiff
Ähnlichkeit	Bus
Über-/Unterordnung	Fahrzeug
Wirkung	Transport
Zeit	20. Jahrhundert
Raum	Straße

Es gibt bei diesen Aufgaben keine Lösungen im engeren Sinn, sondern viele Möglichkeiten, die alle richtig sind. Es geht lediglich darum, einen Zusammenhang zu der Vorgabe herzustellen.

➲ **Sie üben damit neben Kreativität und Wortfindungsfähigkeit zusätzlich strukturiertes Denken.**

Wortsammlungen für jeden Tag

1. Welche Arten von Netzen kennen Sie? Zum Beispiel: Haarnetz …
2. Kennen Sie Berufe, in denen Menschen mit Netzen arbeiten? Beispielsweise: Winzer …
3. Nennen Sie Sportarten, bei denen im weitesten Sinn Netze im Einsatz sind. Zum Beispiel: Badminton …
4. Welchen Zwecken können Netze dienen beziehungsweise was können Sie damit tun? Sammeln Sie Verben (Tätigkeitswörter). Zum Beispiel: Netze tragen …
5. Was kann sich alles in einem Netz befinden? Beispielsweise: Knoblauchzehen …
6. In welchen Umgebungen kommen Netze vor? Zum Beispiel: Im Wasser …
7. Finden Sie Synonyme (Begriffe mit gleicher oder ähnlicher Bedeutung) für Netze. Beispielsweise: Gitter …

➲ Mit diesen Übungen trainieren Sie Ihre Wortfindungsfähigkeit und Ihre Denkflexibilität.

Beziehungsnetze

Für diese Aufgabe benötigen Sie Papier und Stift.

Schreiben Sie zunächst eine Liste mit den Namen aller Personen, mit denen Sie irgendwie im Kontakt stehen: Verwandte, Freunde, Nachbarn, der Postbote, die Bäckersfrau …

In einem zweiten Schritt verteilen Sie diese Namen auf einem neuen Blatt Papier. Sich selbst schreiben Sie in die Mitte des Blattes.

Ziehen Sie nun Verbindungslinien zwischen allen, die sich kennen oder die miteinander Kontakt haben. Die Linien können Sie unterschiedlich gestalten, je nach Intensität der Beziehung dicke, dünne oder gestrichelte Linien. So führen Sie sich deutlich vor Augen, wie es um Ihr Beziehungsgeflecht bestellt ist. Sie erkennen unterschiedliche Bedeutungen Ihrer persönlichen Verbindungen zu Ihren Mitmenschen.

Netze knüpfen – wie die Spinne

Haben Sie jemals einer Spinne zugesehen, während sie ein Netz knüpft? Niemand weiß, ob sie einen Plan für ihr Kunstwerk hat. Sie spinnt einfach. Und was passiert, wenn etwas ihr Werk durchkreuzt, zum Beispiel ein Mensch, der das Netz zerstört? Dann beginnt sie wieder neu, sie spinnt einfach weiter.

Und Sie? Was tun Sie, wenn etwas nicht nach Plan läuft? Nehmen Sie sich die Spinne zum Vorbild, seien Sie nicht frustriert, sondern beginnen Sie einfach wieder von vorn.

26

Wetter – wenn der Hahn kräht …

Bewegter Start

Starten Sie täglich mit einer Bewegungsübung. Wählen Sie aus folgenden Aufgaben aus.

Für folgende Übungen brauchen Sie kein Material.

- Lassen Sie es regnen. Trommeln Sie mit allen Fingerkuppen einer Hand auf den Tisch. Achten Sie darauf, jeden Finger einzeln zu bewegen – entweder in ungeordneter oder in gleichbleibender Folge vom Daumen bis zum kleinen Finger. Lassen Sie es zunächst nieseln, steigern Sie dann über leichten Landregen bis zum heftigen Wolkenbruch. Lassen Sie nun den Niederschlag allmählich wieder abebben.
- Üben Sie nacheinander mit der rechten und der linken Hand und trainieren Sie am Ende mit beiden Händen gleichzeitig.

➲ **Diese Übung fördert die Hirndurchblutung und die Beweglichkeit der Finger.**

- Lassen Sie es regnen. Trommeln Sie mit allen Fingerkuppen einer Hand auf den Tisch. Achten Sie darauf, jeden Finger einzeln zu bewegen – entweder in ungeordneter oder in gleichbleibender Folge vom Daumen bis zum kleinen Finger. Lassen Sie es zunächst nieseln, steigern Sie dann über leichten Landregen bis zum heftigen Wolkenbruch. Nun lassen Sie durch gleichzeitiges Einsetzen der Beine und Füße mit intensivem und heftigem Stampfen ein Gewitter entstehen. Lassen Sie nach einer Weile den Niederschlag allmählich wieder abebben.

➲ **Diese Übung trainiert die Feinmotorik und die Koordination und bereitet das Gehirn auf geistige Anforderungen vor.**

- Klopfen Sie mit einer Hand Ihren Körper von oben bis unten ab. Beginnen Sie an einem Arm, gehen Sie über die Schulter zu Brust, Bauch, Hüfte, Gesäß, die Beine hinunter bis zu den Füßen und wandern Sie wieder langsam klopfend zurück nach oben. Klopfen Sie auf beiden Seiten Ihres Körpers! Versuchen Sie, die Intensität des Klopfens zu verändern – von sanftem Antippen bis zu heftigem Klatschen. Erspüren Sie die Unterschiede.

➲ **Diese Übung regt die Durchblutung an und fördert das Körpergefühl sowie die taktile Wahrnehmung.**

Für folgende Übungen benötigen Sie als Material Verbandswatte.

- Machen Sie aus der Watte ein oder mehrere Watteböllchen und formen Sie diese dann zu Wolkenformationen. Geben Sie ihnen fantasievolle Namen.

➲ **Das fördert die Beweglichkeit der Finger sowie die Fantasie und Kreativität.**

- Formen Sie aus der Watte kleine Bällchen und pusten Sie sie über den Tisch.

➲ **Das fördert die Atmung und kann Lungenerkrankungen vorbeugen.**

Denken mit der Wetterkarte

Suchen Sie in Ihrer Tageszeitung nach der aktuellen Wetterkarte für ganz Deutschland. Liegt Ihnen keine Printversion vor, drucken Sie sich ein Exemplar aus dem Internet aus.

- Tippen Sie die aufgeführten Städte in der Reihenfolge ihrer Anfangsbuchstaben an – vorwärts von A bis Z oder rückwärts von Z bis A.
- Kreisen Sie mit einem Stift in aufsteigender Reihenfolge die Temperaturangaben ein. Beispiel: 3° C in Hamburg, danach 5° C in München, dann 10° C in Venedig ...
- Addieren Sie die Zahlen sämtlicher Temperaturangaben im Kopf.
- Welche und wie viele unterschiedliche Symbole sind auf der Karte zu finden? Was bedeuten sie im Einzelnen? (Sonne, Nebel, Regen, wechselhaftes Wetter, Bewölkung, Schnee und so weiter)
- Betrachten Sie zunächst zwei, später mehr Symbole. Drehen Sie dann die Wetterkarte um und zeichnen Sie aus der Erinnerung die unterschiedlichen Darstellungen.

➲ **Mit diesen Übungen trainieren Sie Ihr Arbeitsgedächtnis.**

Mein Wochen-Wetter

Wie war das Wetter in dieser Woche? Erinnern Sie sich? Oft haben wir das Gefühl, dass es schon tagelang regnet oder dass die Sonne sich lange nicht gezeigt hat. Doch bei genauer Betrachtung stimmt das oft gar nicht.

Erstellen Sie Ihre eigene Wetterübersicht – für die aktuelle, für die vergangene oder Ihr Wunschwetter in der kommenden Woche.

Zeichnen Sie eine 7-Tage-Übersicht von Montag bis Sonntag. Setzen Sie dort für jeden Tag ein passendes Symbol ein.

➲ **Mit dieser Übung trainieren Sie das Abrufen aus dem Langzeitgedächtnis, Ihre Fantasie und Ihre Planungsfähigkeit.**

Wortsammlungen für jeden Tag

1. Sammeln Sie Wetterphänomene. Zum Beispiel: Regenbogen, Hagel …
2. Kennen Sie Wörter, die »Wetter« enthalten? Beispielsweise: Regenwetter …
3. Finden Sie Gegenstände, die mit dem Wetter zu tun haben. Zum Beispiel: Schirm, Sonnenbrille, Südwester …
4. Suchen Sie möglichst viele Bauern- und Wetterregeln.
5. Welche Berufe sind bei ihrer Arbeit vom Wetter besonders betroffen? Zum Beispiel: Landwirte, Meteorologen, Schäfer …
6. Fallen Ihnen Lieder, Schlager oder Songs ein, die im Titel oder im Text mit Wetter zu tun haben? Beispielsweise: »Singing in the Rain«; »Regentropfen, die an dein Fenster klopfen« …
7. Schreiben Sie Wolkennamen auf. Zum Beispiel: Kumuluswolken, Schäfchenwolken …

➲ **Mit diesen Überlegungen trainieren Sie Ihre Wortfindungsfähigkeit und Ihre Denkflexibilität.**

Wolkenbilder für die Achtsamkeit

Legen Sie sich draußen in freier Natur gemütlich auf eine Liege oder setzen Sie sich entspannt auf eine Bank. Schauen Sie in den Himmel und betrachten Sie, wie der Wind die Wolken vor sich her treibt. Beobachten Sie, wie sich die Bilder verändern, wie die Wolken immer wechselnde Formen annehmen. Nehmen Sie eine Wolke ins Visier und beobachten Sie, wie lange sie in Ihrem Blickfeld bleibt. Finden Sie Begriffe dafür, wie sie auf dem Weg ihre Form verändert.

Lassen Sie Ihrer Fantasie freien Lauf. Welche Formen und Gestalten können Sie erkennen? Ein Gesicht, ein Tier …?

Tipp für den Alltag: Täglich ins Freie gehen

Das Gehirn braucht Sauerstoff. Tanken Sie deshalb – am besten täglich – eine halbe Stunde lang frische Luft. Damit füllen Sie gleichzeitig Ihren Vitamin-D-Speicher auf, der nur durch natürliches Licht aufgeladen wird. Auch wenn der Himmel bedeckt ist, nimmt die Haut das wichtige Vitamin auf. Wenn Sie sich draußen gehend bewegen, bringen Sie zusätzlich Ihr Herz-Kreislauf-System in Schwung und fördern Ihre Ausdauer.

Notizen

27

Urlaubszeit – Reisezeit

Bewegter Start

Starten Sie täglich mit einer Bewegungsübung. Wählen Sie aus folgenden Aufgaben aus.

Gymnastikübungen im Sitzen – nicht nur für Langstreckenreisen

Diese Übungen eignen sich nicht nur für alle Gelegenheiten, bei denen Sie längere Zeit sitzen, sondern auch für den Start in den Tag oder einfach für zwischendurch. Sie benötigen dafür kein Material.

- Setzen Sie sich auf einen Stuhl und stellen Sie Ihre Füße vor sich auf den Boden. Heben Sie nun die Fußspitze eines Fußes so stark an, dass der Fuß auf der Ferse steht. Rollen Sie dann über den Fußballen auf die Zehenspitze und wieder zurück auf die Ferse. Führen Sie die Übung ruhig und gleichmäßig ohne Druck durch. Wechseln Sie dann den Fuß. Starten Sie mit jeweils einem Fuß und führen Sie anschließend die Aufgabe mit beiden Füßen gleichzeitig durch. Machen Sie mehrere Durchgänge.
- Setzen Sie sich auf einen Stuhl und stellen Sie Ihre Füße vor sich auf den Boden. Ziehen Sie nun die Fußspitze eines Fußes in Richtung Schienbein und stemmen Sie die Ferse fest in den Boden. Lassen Sie locker, wenn Sie die Spannung an Fußrücken und Schienbeinvorderseite spüren. Wechseln Sie dann den Fuß. Starten Sie mit jeweils einem Fuß und führen Sie anschließend die Aufgabe mit beiden Füßen gleichzeitig durch. Machen Sie mehrere Durchgänge.

- Setzen Sie sich auf einen Stuhl und stellen Sie Ihre Füße vor sich auf den Boden. Gehen Sie nun mit den Füßen auf der Stelle, setzen Sie dabei im Wechsel Fußballen und Ferse auf: Hacke, Spitze, Hacke, Spitze, rechts und links im Wechsel.
- Setzen Sie sich auf einen Stuhl und stellen Sie Ihre Füße vor sich auf den Boden. Heben Sie nun ein Bein leicht an und malen Sie mit dem großen Zeh des Fußes einen Kreis auf den Boden, erst linksherum, dann rechtsherum. Dann kommt der andere Fuß dran. Machen Sie das immer rechts und links im Wechsel und führen Sie mehrere Wiederholungen durch.

➲ **Diese Übungen beugen einer Thrombose vor.**

- Setzen Sie sich auf einen Stuhl und stellen Sie Ihre Füße vor sich auf den Boden. Falten Sie nun die Hände vor dem Bauch und strecken Sie die Arme leicht angewinkelt nach vorne. Drehen Sie nun die Handflächen vom Körper weg und heben Sie so die Arme schräg nach oben, nach links, nach oben, nach rechts, nach oben und so weiter.
- Setzen Sie sich auf einen Stuhl und stellen Sie Ihre Füße vor sich auf den Boden. Kreisen Sie mit beiden Schultern jeweils mehrmals nach vorne und nach hinten.

➲ **Das lockert die Muskulatur und macht wach.**

➲ **Achtung: Personen mit Knie- oder Hüftproblemen sollten ärztliche Anweisungen beachten!**

Isometrische Übungen

Führen Sie die folgenden Übungen jeweils 3- bis 5-mal etwa 6 Sekunden lang durch. Wechseln Sie immer zwischen Anspannung und Entspannung. Dabei sollte die Zeit der Entspannung in etwa genauso lang sein wie die der Anspannung. Atmen Sie im gleichmäßigen Rhythmus.

Setzen Sie sich für diese Übungen auf einen Stuhl.

- Drücken Sie die Handflächen gegeneinander, die Ellbogen sind auf gleicher Höhe wie die Handflächen.
- Greifen Sie mit beiden Händen unter den Stuhlsitz und ziehen Sie diesen zu Ihrem Körper hin.
- Drücken Sie mit beiden Händen von außen gegen Ihre Knie. Bauen Sie von innen Gegendruck auf.
- Drücken Sie mit beiden Händen von innen gegen die Knie. Bauen Sie von außen Gegendruck auf.
- Legen Sie die Hände verschränkt hinter den Kopf, drücken Sie ihn sanft nach vorne, üben Sie mit dem Kopf Gegendruck aus.

➲ **Diese Übungen aktivieren die Muskeln, fördern die Durchblutung und regen den Kreislauf an.**

Achten Sie darauf, während der Übungen gleichmäßig weiterzuatmen und die Muskeln nach der Anspannung vollständig zu entspannen, damit keine Krämpfe auftreten.

Per Katalog die Welt entdecken

Inzwischen bieten auch Supermärkte und Drogerien preiswerte Reisen an. Blättern Sie in solch einem Reiseprospekt und suchen Sie gezielt nach Reisezielen in der Reihenfolge von A bis Z.

Zuerst geht es um ein Ziel mit »A« – das kann beispielsweise **A**ustralien sein oder das **A**llgäu. Weiter geht es mit den nachfolgenden Buchstaben bis zum Z wie **Z**agreb oder das Hotel **Z**entral. Notieren Sie sich die Ziele und lenken Sie sich dann kurz ab. Zählen Sie nach der Ablenkung zum Schluss noch einmal alle Wörter aus der Erinnerung auf und vergleichen Sie diese Wörter mit den vorher notierten.

➲ **Diese Übung trainiert das Arbeitsgedächtnis, die visuelle Wahrnehmung und die Merkfähigkeit.**

Reisen ohne GELD

Suchen Sie Reiseziele, die die Buchstaben G, E, L, D nicht enthalten. Zum Beispiel: Rom, Miami …

➲ **Dies trainiert Ihre Konzentrationsfähigkeit und Ihre Wortfindungsfähigkeit.**

Wortsammlungen für jeden Tag

1. Suchen Sie zu jedem Buchstaben des Alphabets Städte in aller Welt – von **A**capulco bis **Z**ürich. Dort soll ein Souvenir gekauft werden, das den gleichen Anfangsbuchstaben hat. Zum Beispiel: in **A**capulco ein **A**rmband …
2. Eine Variante mit Steigerung wäre, wenn noch ein Eigenschaftswort – ebenfalls mit dem gleichen Anfangsbuchstaben – die Aussage ergänzt. Beispielsweise: in **A**capulco ein – **a**bwaschbares – **A**rmband …
3. Suchen Sie zu jedem Buchstaben Länder – von **A**ngola bis **Z**aire.
4. Finden Sie ein Fortbewegungsmittel – vom **A**uto bis zum **Z**ug.
5. Suchen Sie Aktivitäten für Reiselustige – vom **A**ngeln bis zum **Z**oobesuch.
6. Fallen Ihnen Liedertitel ein, die vom Reisen handeln? Es können Volkslieder, Gassenhauer, Schlager, Popsongs und so weiter sein.
7. Suchen Sie für jeden Buchstaben Ihres Namens eine Stadt, die Ihnen als Reiseziel gefallen könnte.
8. Was gehört alles in einen Reisekoffer? Suchen Sie Reisegepäck von A bis Z, immer abwechselnd für den Badeurlaub und für die Reise in den Wintersport. Zum Beispiel: **A**fter-Sun-Lotion, **B**ärenfellmütze, **C**aprihose … Beim nächsten Durchgang beginnen Sie mit der Wintergarderobe.

➲ **Mit diesen Übungen trainieren Sie Ihre Konzentrationsfähigkeit, Ihre Wortfindungsfähigkeit und Ihre Denkflexibilität, teils auch Ihr Arbeitsgedächtnis.**

Übung zur Achtsamkeit: Postkarten an sich selbst schreiben

Ob von der Städtetour, dem Kurztrip oder der längeren Urlaubsreise – schreiben Sie doch einmal Postkarten an sich selbst! Wenn Sie wieder daheim sind, freuen Sie sich über die positiven und freundlichen Worte, mit denen Sie Ihre Stimmung von unterwegs noch einmal erleben können.

Tipp: Gehirngesunde Snacks für unterwegs

Eingeschweißte Sandwiches mit fettiger Remoulade oder fertig geschnittenes Obst am Flughafen oder Bahnhof schmecken oft fade und sind meist überteuert. Eine bessere Variante sind selbst zubereitete Vollkornbrötchen oder -brote, belegt mit Wurst oder Käse und Gurkenscheiben. Ein Apfel dazu, vielleicht auch eine Banane. Und Müsliriegel oder eine Tüte Studentenfutter – die darin enthaltenen Nüsse sind reich an Vitaminen, Nähr- und Mineralstoffen. Wer mit der Bahn oder mit dem Auto verreist, kann sich zum Beispiel vorher aus Apfel, Banane und Orangensaft einen »Smoothie« mixen und in einer Getränkeflasche mit Schraubverschluss mitnehmen. Das spart Platz in der Tasche.

28

Kissen – wie man sich bettet ...

Bewegter Start

Starten Sie täglich mit einer Bewegungsübung. Wählen Sie aus folgenden Aufgaben aus.

Als Material benötigen Sie 1 kleines Kissen (etwa 40 × 40 Zentimeter).

- Kneten Sie das Kissen mit beiden Händen kräftig.
- Schütteln Sie mit beiden Händen das Kissen auf.
- Fahren Sie mit dem Daumen und dem Zeigefinger einer Hand an den Rändern entlang und drehen Sie so das Kissen in jede Richtung einmal rundherum. Tun Sie dies mit der rechten und der linken Hand mehrmals nacheinander im Wechsel.
- Fassen Sie das Kissen an einem der vier Zipfel mit einer Hand, greifen Sie den nächsten Zipfel mit der anderen Hand. Überkreuzen Sie dabei bei jedem zweiten Umgreifen die Unterarme. Machen Sie mehrere Durchgänge.
- Werfen Sie das Kissen mehrmals hoch und fangen Sie es wieder. Zuerst beidhändig und dann einhändig: Eine Hand wirft, die andere fängt. Mal ist die rechte Hand die Wurfhand, mal die linke.
- Legen Sie das Kissen auf beide Handflächen, werfen Sie es hoch und fangen Sie es mit beiden Handrücken wieder auf.
- Werfen Sie das Kissen mehrfach vor dem Oberkörper in möglichst langer Flugbahn in großem Bogen von einer Hand in die andere.

➲ **Diese Übungen trainieren die Koordination und fördern die Hirndurchblutung.**

- Legen Sie sich das Kissen auf den Kopf und bewegen Sie sich damit in aufrechter Haltung durch den Raum. Wie lange bleibt das Kissen liegen?

➲ **Diese Übung trainiert die Konzentrationsfähigkeit und die Körperhaltung.**

- Setzen Sie sich auf einen Stuhl und legen Sie das Kissen auf den Boden. Ergreifen Sie nun mit beiden Füßen das Kissen, heben Sie es an und drehen Sie es mehrfach mit den Füßen im und gegen den Uhrzeigersinn. Dann experimentieren Sie ein wenig und lassen Sie das Kissen Loopings drehen.

➲ **Diese Übung trainiert die Bauchmuskulatur und die Beweglichkeit der Beine und Füße.**

- Legen Sie das Kissen auf einer rutschfesten Unterlage, zum Beispiel einem Teppich oder einer Matte, auf den Boden. Stellen Sie sich nun im Wechsel mit beiden Füßen auf das Kissen und wieder auf den festen Boden.

➲ **Diese Übung trainiert das Gleichgewicht und die Wachheit (Vigilanz).**

Den Tastsinn üben

Als Material brauchen Sie 1 leeren Bezug eines kleinen Kissens.

- Legen Sie morgens zehn kleine Gegenstände in den Bezug hinein. Beispielsweise Papiertaschentücher, einen Schraubdeckel, eine Batterie … Lassen Sie dann den Bezug unbeachtet irgendwo liegen. Erst nach mehreren Stunden, vielleicht ja am Abend, nehmen Sie den Bezug wieder zur Hand und betasten den Inhalt von außen mit beiden Händen. Wie fühlen sich die einzelnen Gegenstände an? Mit welchen Worten lassen sie sich beschreiben? Können Sie alle erkennen und benennen? Kontrollieren Sie am Ende, ob alles stimmt.

➲ **Diese Übung trainiert Ihre taktile Wahrnehmung, Ihre Wortfindungsfähigkeit und Ihre Merkfähigkeit.**

- Bauen Sie einen alten Kugelschreiber auseinander und legen Sie alle Einzelteile in den Bezug. Verschließen Sie ihn dann. Versuchen Sie nun unter Einsatz beider Hände, von außen, durch den Bezug hindurch, das Schreibgerät wieder zusammenzusetzen.

➲ **Diese Übung trainiert Ihre Fingerfertigkeit und Ihre taktile Wahrnehmung.**

Wortsammlungen für jeden Tag

1. Nennen Sie alles, was ins Bett gehört.
2. Führen Sie alles auf, womit sich Kissen füllen lassen.
3. Wie kann sich ein Kissen anfühlen? Finden Sie Eigenschaftswörter.
4. Wozu braucht man Kissen? Beispielsweise: zum Schlafen, zum Stützen …
5. Welche Kissenarten außerhalb von Bett und Sofa kennen Sie?
6. Nennen Sie Dinge, die (Ihnen) beim Ein- und Durchschlafen helfen.
7. Was können Sie mit einem Kissen tun? Finden Sie Verben (Tätigkeitswörter).

➲ **Mit diesen Überlegungen trainieren Sie Ihre Wortfindungsfähigkeit und Ihre Denkflexibilität.**

Erholsamer Schlaf hält fit und stärkt das Gedächtnis

Wie steht es mit Ihren Schlafgewohnheiten? Gönnen Sie sich genügend Nachtschlaf? Sieben Stunden werden empfohlen für optimale Fitness am nächsten Tag und ein intaktes Immunsystem. Wer nachts weniger als sechs Stunden schläft, schädigt seinen Immunschutz, denn während des Schlafs arbeitet der Körper an der Abwehr von Erregern. Zahlreiche Studien belegen außerdem, dass mehr als acht Stunden Schlaf unter anderem die Risiken für Übergewicht und Diabetes erhöhen. Es gibt eine Spannweite individueller Unterschiede. Doch etwa ab dem 65. Lebensjahr benötigen Menschen in der Regel rund eine Stunde weniger Nachtschlaf und kommen mit fünf bis sechs Stunden aus.

Die Nervenzellen im Gehirn arbeiten in solchen Ruhezeiten auf Hochtouren. Tagsüber aktivierte Verbindungen verstärken sich, ungenutzte schwächen sich ab. Im Gehirn spielen sich quasi die Ereignisse und Netzwerkaktivitäten des Vortags noch einmal ab, nur viel schneller. Studien deuten darauf hin, dass eine solche Wiederholung die Erinnerung stärkt und daher wesentlich für das Gedächtnis ist. In diesem Sinn hilft also das sprichwörtliche Buch unter dem Kopfkissen beim Lernen, jedoch nur dann, wenn es vorher gelesen wurde.

Finden Sie heraus, wie viel Schlaf für Sie optimal ist. Zählen Sie dazu an drei aufeinanderfolgenden Tagen die Stunden, die Sie geschlafen haben. Gehen Sie an diesen Tagen ins Bett, wenn Sie müde sind, und verzichten Sie am Vorabend auf Alkohol, Tabak und schweres Essen.

Entwickeln Sie danach Rituale, sorgen Sie für feste Schlafengehzeiten, für ein gut gelüftetes, ruhiges und abgedunkeltes Schlafzimmer ohne TV, Smartphone oder Tablet und so weiter.

Tipp: Geeignete Lebensmittel vor dem Schlafengehen

Nicht nur Ruhe und gutes Raumklima fördern erholsamen Schlaf. Es spielt auch eine wesentliche Rolle, was Sie vor dem Schlafengehen essen. Am besten sind Lebensmittel, die den Körper nicht beanspruchen und die Verdauung begünstigen. Dazu zählen Vollkornbrot oder Haferflocken, gekochtes Gemüse oder fettarme Fleisch- oder Fischgerichte. Auch Bananen sind ideal. Mit ihrem Magnesium senken sie die Gehirntemperatur und regulieren den Hormonhaushalt. Ihr Kalium sorgt für gesunde Verdauung und senkt den Blutdruck. Die ebenfalls enthaltene Aminosäure Tryptophan unterstützt die Produktion der Hormone Serotonin und Melatonin, die den Biorhythmus beeinflussen und den Schlaf fördern.

29

Ohne Ecken und Kanten – runde Sachen

Bewegter Start

Starten Sie täglich mit einer Bewegungsübung. Wählen Sie aus folgenden Aufgaben aus.

Als Material benötigen Sie 1 Pappteller und 1 Tonträger (Radio, CD-Player …).

- Schalten Sie Ihren Tonträger ein und spielen Sie langsame Musik. Fassen Sie dann den Pappteller mit beiden Händen und halten Sie ihn senkrecht. Nun bewegen Sie ihn mit der Musik immer wieder in möglichst viele verschiedene Richtungen vom Körper weg und zum Körper hin; strecken und beugen Sie also Ihre Arme im Wechsel.
- Fassen Sie den Pappteller mit nur einer Hand und legen Sie ihn wie ein Tablett auf die Handfläche. Gehen Sie in dieser Haltung langsam durch den Raum, ohne dass Sie das »Tablett« verlieren.
- Benutzen Sie den Pappteller als Fächer. Fächeln Sie sich Luft zu, einmal mit der rechten, dann mit der linken Hand.
- Erzeugen Sie Geräusche mit dem Pappteller. Beispielsweise durch Klopfen mit dem Pappteller am eigenen Körper …
- Drehen Sie den Pappteller aus den Handgelenken heraus durch wiederholtes Umgreifen mit beiden Händen um seine sämtlichen Achsen, vom Körper weg und zum Körper hin.
- Drehen Sie den Pappteller wieder aus den Handgelenken heraus durch wiederholtes Umgreifen mit beiden Händen um seine sämtlichen Ach-

sen, vom Körper weg und zum Körper hin. Aber nun machen Sie das, während Sie langsam durch den Raum gehen.

- **Diese Übungen trainieren Geschicklichkeit und Koordination und fördern die Hirndurchblutung.**

Teller-Roulette

Als Material benötigen Sie 1 Pappteller, 1 Stift, 1 Blatt Papier und 1 kleine Kugel (Murmel, Haselnuss ...).

Beschriften Sie den Pappteller am Rand ringsherum mit Buchstaben wie bei einem Roulettekessel.

Legen Sie den Teller auf einen Tisch und lassen Sie nun die Kugel im Teller kreisen – bis sie an beliebiger Stelle zur Ruhe kommt. Notieren Sie sich diesen Buchstaben.

Ermitteln und notieren Sie in gleicher Weise weitere Buchstaben, bis vier, fünf, sechs ... Buchstaben auf Ihrem Papier stehen.

Bilden Sie ein Wort, in dem diese Buchstaben vorkommen. Weitere Buchstaben dürfen ergänzt werden. Spielen Sie mehrere Durchgänge.

- **So trainieren Sie Ihre Wortfindungsfähigkeit und, falls Sie die Buchstaben nicht aufschreiben, zusätzlich Ihr Arbeitsgedächtnis.**

Wörter mit »O«

Suchen Sie Wörter, die als Vokal nur das »o« beinhalten. Zum Beispiel: Mit einer Silbe: Tor, Bock, Los ... Mit zwei Silben: Motor, Rolltor ...

Runde Wörter

Buchstaben mit Rundungen sind: B, C, D, G J, O, P, Q, R, S, U, Ö, Ü.

Suchen Sie nun Wörter, die – in Großbuchstaben geschrieben – nur diese runden Buchstaben enthalten. Alle Wortarten und geläufigen Abkürzungen sind erlaubt. Zum Beispiel: JOB, GRUSS, BUG …

Wortsammlungen für jeden Tag

1. Nennen Sie Dinge, die sich im Kreis drehen. Zum Beispiel: Karussell, Rhönrad …
2. Kennen Sie runde Dinge im Alltag? Nennen Sie sie – von **A**bflussrohr bis **Z**opfgummi.
3. Welche Reifen gibt es? Zum Beispiel: Autoreifen, Armreifen …
4. Welche runden Teile gibt es in der Technik und beim Werkzeug? Beispielweise: Tachoscheibe, Kreissäge …
5. Welche runden Dinge gibt es für Sport, Spiel und Spaß? Zum Beispiel: Murmel, Lottokugel …
6. Welche runden Lebensmittel kennen Sie? Beispielsweise: Torte, Kloß …
7. Was kann man sich alles für eine 1-Euro-Münze kaufen? (Lebensmittel sind dabei ausgeschlossen!)

Mit diesen Überlegungen trainieren Sie Ihre Wortfindungsfähigkeit und Ihre Denkflexibilität.

Runde Dinge zeichnen

Nehmen Sie Stifte und ein Blatt Papier und zeichnen Sie eine runde Form. Sie können eine Schablone verwenden, zum Beispiel eine Münze. Gestalten Sie mit dieser Form eine Zeichnung, beispielsweise einen Smiley, ein Ornament, eine Uhr, eine Radkappe, eine Sonnenblume … Der Kreativität sind hier keine Grenzen gesetzt.

Mit dieser Übung trainieren Sie Ihre Fantasie und Ihre Kreativität.

Mandala – die Mitte finden

Beim Ausmalen eines Mandalas kann man sich wunderbar entspannen. Viele Menschen sehen darin auch eine Art Meditation. Das Mandala hat eine vollkommene Form – sein Name bedeutet in der altindischen Sprache auch »Ring« oder »Kreis«.

Durch die Beschäftigung mit dieser vollkommenen Form kann sich der Mensch auf sich selbst besinnen und störende Gedanken für eine kurze Zeit wegschieben. Er kann zu seiner »Mitte« finden, indem er sich beim Ausmalen der Mitte des Kreises nähert.

Legen Sie sich genügend Stifte (Filzstifte, Bunt- oder Wachsmalstifte) bereit. Wenn Sie leise Musik im Hintergrund als angenehm empfinden, können Sie eine Ihrer Stimmung entsprechende CD einlegen. Fertige Mandala-Vorlagen zum Ausmalen gibt es im Buchhandel. Haben Sie ein Kreismotiv, arbeiten Sie sich von außen nach innen vor, das heißt, beginnen Sie mit dem Malen am Außenkreis.

Ein Mandala können Sie auch auf einem Spaziergang mit Dingen aus der Natur kreieren. Sammeln Sie unterwegs verschiedene Naturmaterialien: Stöckchen, Steine, Zapfen, Eicheln, Bucheckern und so weiter. Aus allem, was die Natur zu bieten hat, lässt sich ein Kreisbild legen.

Dazu legen Sie auf einer freien ebenen Fläche am Wegesrand zunächst einen Außenkreis, zum Beispiel mit einer Reihe Stöckchen. Dann heißt es, sich Ring für Ring nach innen vorzuarbeiten, vielleicht mit einer Reihe Blätter oder Hagebutten. Je mehr unterschiedliche Materialien Sie benutzen, desto bunter und vielfältiger wird das Mandala. Die Materialien können Sie auch auf einem Spaziergang sammeln und erst später im Haus oder auf der Terrasse am Tisch als Mandala legen.

Tipp: Die Kartoffel – lang oder rund und rundum gesund

Die Kartoffel, in Teilen Deutschlands, Österreichs und der Schweiz auch als Erdapfel, Erdbirne, Potate oder Grundbirne bekannt, zählt zu den gesündesten Grundnahrungsmitteln. Sie liefert viel Vitamin C, die Vitamine B_1, Niacin (Vitamin B_2), Pantothensäure (Vitamin B_5) und Vitamin B_6 – je nach Art der Zubereitung. In ihr sind viele essenzielle Aminosäuren enthalten, die der Körper selbst nicht herstellen kann. Viele neuere deutsche Studien haben bestätigt, dass das Eiweiß der Kartoffel sehr wertvoll ist.

Kartoffeln enthalten zwar viele Kohlenhydrate, sorgen jedoch aufgrund ihrer Ballaststoffe für einen hohen Sättigungsgrad. Bei der Zubereitung sollten die Keime und die grün gefärbten Stellen großzügig weggeschnitten werden, denn diese enthalten das Nervengift Solanin, welches in großen Mengen Übelkeit, Durchfall und Kopfschmerzen verursachen kann. Bei den Frühkartoffeln sitzen die meisten Nährstoffe unter der Schale; sie dürfen in der Regel mit Schale gegessen werden. Doch achten Sie lieber vor dem Verzehr mit Schale auf Hinweise zu den Kartoffeln.

30

Holz – ein lebender Rohstoff

Bewegter Start

Starten Sie täglich mit einer Bewegungsübung. Wählen Sie aus folgenden Aufgaben aus.

Als Material benötigen Sie Hölzer aus der freien Natur.

In Wald und Flur liegt meist jede Menge Holz – Zweige, Äste, Wurzeln. Nutzen Sie dieses Holz für Ihren ganz persönlichen Hindernisparcours.

Wer nicht ins Freie gehen und dort keine Hölzer sammeln kann, legt zu Hause zum Beispiel Schnürsenkel oder andere Gegenstände als Hindernisse beziehungsweise Markierungen auf dem Boden aus.

- Gehen Sie ein Stück des Wegs, indem Sie versuchen, bei jedem Schritt ganz bewusst auf Holz zu treten: auf einen dort liegenden Span, einen kleinen Zweig, eine quer verlaufende Wurzel. Dabei kommt es nicht auf die Schnelligkeit an, sondern auf das genaue Hinsehen und das gezielte Setzen der Schritte.
- Balancieren Sie über einen längs liegenden Zweig.
- Umgehen Sie hölzerne Hindernisse im Slalom. Legen Sie eine Reihe von Hölzern mit möglichst gleichmäßigen Abständen wie Leitersprossen quer hintereinander zu einer sogenannten Koordinationsleiter. Überwinden Sie diese »Leiter« auf unterschiedliche Weise; mit schnellen kleinen Schritten, mit großen langen Schritten, mit intensivem Armeinsatz, mit Anfersen oder Knieheben, mit seitlichen Schritten … Legen Sie bei Bedarf die »Sprossen« mit wechselnden Abständen aus.

➲ **Diese Übungen trainieren die Koordination, aber vor allem Gleichgewicht und Trittsicherheit.**

- Üben Sie Weitwurf. Suchen Sie sich kleine Stöckchen und werfen Sie diese möglichst weit fort. Falls Sie mit einem Hund unterwegs sind, freut der sich womöglich über das Spielangebot und bringt die Stecken zurück. Probieren Sie das Werfen mit rechts und mit links. Geht es mit beiden Armen gleich gut oder gibt es Unterschiede?

➲ **Diese Übung trainiert die Armkraft und die Bewegungssteuerung.**

Hölzer würfeln

Für diese Übung benötigen Sie einen Augenwürfel.

Ordnen Sie jeder Zahl von 1 bis 6 eine beliebige Holzart zu und schreiben diese eventuell auf einen Zettel, um sie sich gut einzuprägen. Beispielsweise 1 = Eiche, 2 = Buche, 3 = Lärche, 4 = Kiefer, 5 = Robinie, 6 = Pappel.

Im nächsten Schritt legen Sie den Zettel beiseite und würfeln. Möglichst schnell nach Erscheinen der gewürfelten Zahl nennen Sie die jeweilige Holzart, also bei 3 »Lärche«, bei 6 »Pappel«.

Spielen Sie mehrere Durchgänge. Bei einer späteren Spielrunde an einem anderen Tag ändern Sie die Zuordnung, das heißt, Sie setzen zum Beispiel die Kiefer auf die 1 und die Douglasie auf die 2 und so weiter.

Falls Ihnen 6 Holzarten für den Anfang zu viel sind, starten Sie nur mit zwei Holzarten – einer für die geraden und einer für die ungeraden Zahlen; im nächsten Schritt machen Sie weiter mit drei Sorten, jeweils einer für 1 und 2, 3 und 4, 5 und 6.

➲ **Mit diesen Übungen trainieren Sie Ihr Arbeitsgedächtnis, vorausgesetzt, Sie wechseln die Zuordnung der Holzarten zu den Zahlen immer wieder.**

Wortsammlungen für jeden Tag

1. Sammeln Sie Holzarten – von **A**horn- bis **Z**irbenholz.
2. Holz ist ein natürlicher Roh- beziehungsweise Baustoff. Welche weiteren natürlichen Roh- und Baustoffe fallen Ihnen ein? Zum Beispiel: Lehm …
3. Kennen Sie Berufe, in denen mit Holz gearbeitet wird? Beispielsweise: Holzfäller …
4. Nennen Sie Tätigkeiten rund ums Holz. Sammeln Sie Verben. Zum Beispiel: verbrennen …
5. Welche Redensarten mit Holz kennen Sie?
6. Welche Erscheinungsformen und Bestandteile von Holz gibt es? Beispielsweise: Maserung …
7. Welche Produkte aus Holz fallen Ihnen ein? Zum Beispiel: Flöte …

➲ **Mit diesen Überlegungen trainieren Sie Ihre Wortfindungsfähigkeit und Ihre Denkflexibilität.**

Tropenhölzer meiden

Rund ein Fünftel des in EU-Länder eingeführten Holzes stammt aus unerlaubten Rodungen in Afrika, Asien und Lateinamerika. Die Tropenholzindustrie rodet insgesamt so viele Bäume, dass immer mehr Arten komplett von der Erde verschwinden. Die Hölzer werden zu luxuriösen Möbeln verarbeitet und ebenso zu Bauholz und Besenstielen. Viele dieser Holzarten sind nicht nur besonders haltbar, sondern außerdem billig zu haben. Um den Raubbau nicht zu unterstützen, empfiehlt es sich, Möbel und andere Utensilien aus Holz zu pflegen, damit sie lange halten. Außerdem gilt es, beim Neukauf möglichst heimische Holzarten aus naturnaher Waldwirtschaft zu wählen.

Tipp: Wurzelgemüse als mentaler Fitmacher

Die Vielfalt essbarer Wurzeln ist enorm. Konkret werden unter dem Begriff »Wurzeln« Rhizome verstanden, also der unterirdische Teil von Pflanzen, der sich zu einer Knolle oder Zwiebel ausgebildet hat. Zu den essbaren Wurzeln zählen neben Karotten zum Beispiel Schwarzwurzeln, Petersilienwurzeln, Pastinaken, Radieschen, Rote Bete, Rettich, Steckrüben, Kohlrabi und Sellerie. Einst als Essen armer Leute verpönt, wissen heute auch Gourmets die Vorzüge solcher Lebensmittel zu schätzen. Sie sind nicht nur bei kühler und trockener Lagerung lange haltbar, sondern bieten außerdem eine große Geschmacksvielfalt und ein umfangreiches Spektrum an Nährstoffen. Viele »Wurzeln« lassen sich roh verzehren, andere sind gegart schmackhafter und verträglicher. Die meisten sind kohlenhydratarm und nährstoffreich und enthalten viele Mineralstoffe und Vitamine. Laut EFSA (Europäische Behörde für Lebensmittelsicherheit) trägt zum Beispiel das Betacarotin (die Vorstufe des Vitamin A) der Karotte zu einer normalen Funktion des Immunsystems bei und wirkt auf die Zellspezialisierung. Das Vitamin E der Schwarzwurzeln schützt Zellen vor oxidativem Stress, und das Vitamin C aus Radieschen und roten Rüben trägt zur Verringerung von Müdigkeit und Ermüdung sowie zu einer ausgeglichenen Stimmung bei, normalisiert den Energiestoffwechsel und unterstützt eine normale Funktion des Nervensystems. Also: Bringen Sie regelmäßig Wurzelgemüse auf den Tisch!

31

Freizeit und Erholung

Bewegter Start

Starten Sie täglich mit einer Bewegungsübung. Wählen Sie aus folgenden Aufgaben aus.

Als Material benötigen Sie 1 Luftballon.

- Halten Sie den Luftballon zwischen beiden Handflächen. Drücken Sie ihn im Wechsel immer wieder leicht zusammen und lassen wieder locker.
- Halten Sie den Luftballon zwischen beiden Handflächen. Drücken Sie nun nacheinander Daumen, Zeigefinger, Mittelfinger, Ringfinger und kleinen Finger leicht in den Ballon und lassen wieder locker. Drücken Sie anschließend die gleiche Reihenfolge rückwärts, also erst den kleinen Finger ... bis hin zum Daumen. Lockern Sie nun Ihre Hände aus und machen Sie einen weiteren Durchgang.
- Balancieren Sie den Luftballon auf einem Finger. Wechseln Sie, wenn möglich, die Finger und die Hände.
- Spielen Sie den Luftballon vor dem Körper mit einer Fingerspitze der rechten Hand zu einer Fingerspitze der linken Hand. Wie viele Wechsel schaffen Sie, ohne dass der Luftballon hinunterschwebt? Erweitern Sie stetig den Abstand beider Hände.
- Spielen Sie den Luftballon wieder vor dem Körper mit einer Fingerspitze der rechten Hand zu einer Fingerspitze der linken Hand. Benutzen Sie aber nun bei jedem Wechsel einen anderen Finger.
- Klemmen Sie den Luftballon vor dem Körper zwischen Ihren waagerecht gehaltenen Unterarmen ein und kreisen Sie ihn in beide Richtun-

gen umeinander zum Körper hin und vom Körper weg, wie beim klassischen Wollewickeln.

- Halten Sie den Luftballon im Sitzen mit beiden Händen vor dem Körper. Heben Sie nun wechselweise das rechte und das linke Knie hoch und tippen Sie damit den Luftballon kurz an.
- Halten Sie im Stehen den Luftballon durch Hochschlagen abwechselnd mit der rechten und der linken Hand ständig in der Luft.
- Halten Sie den Luftballon durch »Köpfen« ständig in der Luft.
- Experimentieren Sie mit dem Luftballon und probieren Sie weitere Bewegungsmöglichkeiten mit ihm aus.

➲ **Diese Übungen trainieren die Fingerfertigkeit, die Geschicklichkeit und die Konzentration.**

Bewegungstipp: Jeden Tag ins Freie

10 000 Schritte jeden Tag werden von Sportwissenschaftlern empfohlen – bei jedem Wetter. So bekommen Sie Ihre tägliche Dosis Vitamin D. Ein Schrittzähler, ein Fitnesstracker oder eine App fürs Handy helfen bei der Motivation!

Hobby-ABC

- Listen Sie auf, was Sie bisher in Ihrem Leben bereits alles in Ihrer Freizeit unternommen haben. Zum Beispiel angeln, Zeitung lesen, Tennis spielen … Welche Hobbys würden Sie gerne wieder aktivieren oder intensivieren?
- Was lässt sich alles selber herstellen? Suchen Sie Dinge von A bis Z. Beispielsweise: ein **A**dventskranz, **B**riefumschläge, **C**D-Hüllen …
- Welche Materialien können Sie zum kreativen Gestalten verwenden? Suchen Sie Dinge von A bis Z. Zum Beispiel: Acrylfarben, Bast, Chenilledraht (= Pfeifenputzer) …

Wortsammlungen für jeden Tag

1. Suchen Sie zusammengesetzte Wörter mit »Frei-« am Anfang. Zum Beispiel: Freigehege, Freibad ...
2. Notieren Sie Freizeitbeschäftigungen – von **A**usstellungsbesuch bis **Z**ocken.
3. Was gibt es alles auf einem Campingplatz?
4. Listen Sie Sehenswürdigkeiten in deutschsprachigen Ländern auf.
5. Welche Begriffe rund um den Wassersport kennen Sie?
6. Was gibt es auf dem Rummelplatz zu sehen, zu schmecken und zu bestaunen?
7. Was für Menschen und Dinge haben mit Theater und Schauspiel zu tun?

➲ **Mit diesen Überlegungen trainieren Sie Ihre Wortfindungsfähigkeit und Ihre Denkflexibilität.**

Zum Nachdenken

Überlegen Sie und schreiben Sie auf: Welche drei Dinge würden Sie zur Freizeitgestaltung auf eine einsame Insel mitnehmen? Was würden Sie auf jeden Fall zu Hause lassen?

➲ **Diese Übung regt zur Selbstreflexion an.**

Achtsamkeit in der Freizeit: Ein Tag in Muße

Der Duden definiert das Wort »Muße« als »freie Zeit und [innere] Ruhe, um etwas zu tun, was den eigenen Interessen entspricht«. Als Synonyme werden dort Begriffe genannt wie »Beschaulichkeit«, »freie Zeit«, »Freizeit«, »Mußestunde«, »Nichtstun«, »Ruhe«, »Ruhepause«, »Stille« ...

Jeder kennt das Sprichwort »Müßiggang ist aller Laster Anfang« – und dies wird in der Regel mit Faulheit in Verbindung gebracht.

Muße zu haben, bedeutet, dass man nichts tun muss, ist aber sprachgeschichtlich eng mit »müssen« verwandt. Müssen bedeutet, sich selbst etwas zuzumessen, etwas zu tun – das kann eine Pflicht, eine Aufgabe, aber auch Freizeit sein.

Gestehen Sie sich doch selbst einmal einen Zeitraum zu, in dem Sie frei sind von Verpflichtungen, in dem Sie müßig sein können – ganz ohne schlechtes Gewissen!

Tipp: Gesundes Essen unterwegs

Sie sind mit dem Auto oder Zug unterwegs, vielleicht auch mit dem Reisebus, und Sie möchten unterwegs nicht auf gesunde Snacks verzichten? Hier einige Tipps:

Rohes Gemüse wie Möhren, Gurken, Kirschtomaten, Radieschen und Kohlrabi klein schneiden und in einer Snackdose mitnehmen. Einen Dip aus Sauercreme, Tomatenmark und Gewürzen kann man sich selbst zusammenmischen und in ein kleines Glas mit Schraubverschluss füllen.

Eine Tüte mit Vollkornkeksen – im Sommer möglichst ohne Schokolade – bietet immer einen Happen für zwischendurch.

Eine Tüte Nüsse ist eine prima Proteinquelle für unterwegs. Nüsse enthalten viele Vitamine und Mineralstoffe.

Trockenobst wie Feigen, Datteln oder Aprikosen sind ebenfalls wertvolle Energielieferanten und können zusätzlich der Verdauung auf die Sprünge helfen – das ist besonders wichtig an Tagen mit wenig Bewegung.

Lecker sind unterwegs auch Müsliriegel. Die können Sie auch selber backen; hier ein Rezept dafür:

500 g Haferflocken, 150 g Kokosflocken, 100 g Sonnenblumenkerne, 75 g gehackte Mandeln, 300 g Honig und 250 g Butter mischen. Die Masse in eine spezielle Müsliriegel-Backform oder in eine gefettete eckige Auflaufform geben. Circa 20 Minuten bei etwa 150 Grad backen. Abkühlen lassen und, wenn nötig, in Riegel schneiden.

32

Schreiben – auf Papier gebracht

Bewegter Start

Starten Sie täglich mit einer Bewegungsübung. Wählen Sie aus folgenden Aufgaben aus.

Kugelschreiber-Cha-Cha-Cha

Als Material für diese Übung benötigen Sie 1 Druckkugelschreiber.
Halten Sie den Kugelschreiber in der rechten Hand.
Ausgangsstellung: Die Mine befindet sich **im** Kugelschreiber.

Sprechen:	**Bewegung:**
1	Klicken Sie die Mine heraus.
2	Klicken Sie die Mine wieder hinein.
3	Klicken Sie die Mine heraus.
4	Klicken Sie die Mine wieder hinein.
Cha – cha – cha	Stoßen Sie den Kugelschreiber 3-mal auf einen Untergrund.
1	Stampfen Sie mit dem rechten Fuß auf.
2	Stampfen Sie mit dem linken Fuß auf.

Und alles beginnt wieder von vorne. Führen Sie mehrere Wiederholungen durch.

Übungen mit einem Bleistift

Als Material für diese Übung benötigen Sie 1 Bleistift.

- Legen Sie sich den Bleistift auf einen Handrücken. Balancieren Sie nun den liegenden Bleistift auf dem Handrücken und malen Sie dabei Formen in die Luft: Kreise, Buchstaben, Zahlen ... Wiederholen Sie die Übung mit der anderen Hand.
- Legen Sie sich den Bleistift auf zwei Finger einer Hand. Balancieren Sie den liegenden Bleistift nun auf den zwei Fingern und malen Sie dabei wieder Formen in die Luft: Kreise, Buchstaben, Zahlen ... Wiederholen Sie die Übung mit den Fingern der anderen Hand.
- Legen Sie sich den Bleistift auf einen Finger wie bei einer Waage. Balancieren Sie nun den liegenden Bleistift auf dem Finger und malen Sie dabei wieder Formen in die Luft: Kreise, Buchstaben, Zahlen ... Wiederholen Sie die Übung mit einem Finger der anderen Hand.
- Halten Sie den Stift senkrecht und greifen Sie den Bleistift mit Daumen und Zeigefinger. »Weben« Sie ihn dann durch die Finger einer Hand: zwischen Zeigefinger und Mittelfinger, weiter zwischen Mittelfinger und Ringfinger, und weiter zwischen Ringfinger und kleinen Finger – und anschließend wieder zurück. Wiederholen Sie die Übung mit der anderen Hand.
- Drehen Sie den Bleistift wie einen Propeller um beide Zeigefinger, dann um beide Mittelfinger, Ringfinger und kleine Finger.

➲ **Diese Übungen fördern die Feinmotorik und die Geschicklichkeit.**

- Legen Sie Ihre linke Hand an den Rücken. Nehmen Sie den Bleistift in die rechte Hand und lassen Sie ihn von oben über die Schulter in die linke Hand gleiten. Nehmen Sie den Bleistift mit der linken Hand an. Wiederholen Sie die Übung mehrmals und wechseln Sie dann die Seiten.
- Nehmen Sie – wahlweise sitzend oder stehend – den Bleistift in die rechte Hand und reichen Sie ihn um die Körperrückseite herum zur linken Hand. Die linke Hand nimmt den Bleistift entgegen und führt ihn an

der Körpervorderseite wieder zur rechten Hand. Lassen Sie so den Stift mehrmals um den Körper kreisen und wechseln Sie dann die Richtung.

- Stellen Sie sich hin. Ziehen Sie nun im Wechsel die Knie hoch und geben Sie dabei den Stift unter den Knien von einer Hand in die andere. Wechseln Sie auch hier wieder die Richtung.

➲ **Diese Übungen fördern die Koordination und die Geschicklichkeit.**

Wörterpyramide

Erstellen Sie eine Wörterpyramide. Dabei soll der mittlere Buchstabe immer gleich sein, in der jeweils folgenden Reihe wird rechts und links jeweils ein weiterer Buchstabe angefügt.

Zum Beispiel:

A
T**A**T
GL**A**TT
SPR**A**CHE
ANKL**A**GEND

Stellen Sie nun selbst eine Wörterpyramide mit anderen Mittelbuchstaben zusammen – das können Vokale oder Konsonanten sein. Wie hoch wird Ihre Pyramide?

Aufgabensammlungen für jeden Tag

Für diese Übungen benötigen Sie 1 Tageszeitung oder 1 Zeitschrift.

1. Wählen Sie einen Artikel aus der Tageszeitung oder Zeitschrift und unterstreichen Sie Wörter mit zwei Vokalen (Selbstlauten – A, E, I, O, U), zum Beispiel: N**e**b**e**l, H**o**s**e**, W**e**tt**e**r ... Bei den nächsten Durchgängen suchen Sie Wörter mit drei, vier ... Vokalen.

2. Suchen Sie Wörter aus der Zeitung oder der Zeitschrift, die mindestens drei gleiche Buchstaben enthalten, beispielsweise: G**e**s**e**l**l**e, Z**oo**l**o**ge, **E**rdb**ee**r**e** ...
3. Wählen Sie ein beliebiges Wort als Ausgangsbegriff oder Ausgangsthema. Bilden Sie nun Wortketten, indem Sie sich dazu weitere Begriffe überlegen, die jeweils mit dem Endbuchstaben des vorherigen Wortes beginnen. Zum Beispiel: Abgeordnet**e** – **e**instimmi**g** – **G**el**d** – **D**emokratie ...
4. Wählen Sie sich einen Buchstaben aus. Nehmen Sie sich dann einen kurzen Textabschnitt aus der Zeitung oder der Zeitschrift vor und zählen Sie, wie oft der von Ihnen ausgewählte Buchstabe dort vorkommt.
5. Erklären Sie jeden Tag ein Wort, das Sie in der Zeitung gelesen oder in den Nachrichten gehört haben.
6. Lernen Sie jeden Tag ein neues Fremdwort: Schlagen Sie einen beliebigen Begriff im Lexikon nach oder lassen Sie sich durch das Internet inspirieren. Beispielsweise bietet die Deutsche Welle das »Wort der Woche« an (www.dw.com/de/deutsch-lernen/wort-der-woche/s-9031).
7. Erfinden Sie für jeden Tag einen eigenen Kalenderspruch.

➲ **Mit diesen Übungen trainieren Sie Ihre Wortfindungsfähigkeit und Ihre Denkflexibilität.**

Entspannung für müde Augen: Palmieren

Das Palmieren (englisch *palm* = Handfläche) wurde im Jahre 1919 von dem amerikanischen Augenarzt William Bates (1860–1931) entwickelt. Diese Übung soll auch dazu geeignet sein, der Überbeanspruchung der Augen entgegenzuwirken.

Setzen Sie sich an einen Tisch und stützen Sie Ihre Ellbogen auf; gegebenenfalls setzen Sie auch Ihre Brille ab. Reiben Sie nun kräftig Ihre Hände oder erwärmen Sie sie durch Hineinblasen und legen Sie dann die Handballen dicht über die Augen – berühren diese aber nicht. Öffnen Sie in dieser Position die Augen und schauen Sie bis zu zwei Minuten in die warme, dunkle Höhle. Die Wärme löst Anspannungen. Bereits zehn lange Atemzüge genügen zur Entspannung.

Zum Nachdenken und Diskutieren

»Das Verschwinden der Hand-Schrift führt auch
zum Verschwinden der Verwandlung.
Vor dem Druckbild sind wir alle gleich.

Elmar Schenkel

Im Wandel der Zeiten: Schreiben
Großeltern: Bleistift
Eltern: Kugelschreiber
Enkel: Keyboard

Willy Meurer

Notizen

33

Konzentration – Training für mehr Aufmerksamkeit

Bewegter Start

Starten Sie täglich mit einer Bewegungsübung. Wählen Sie aus folgenden Aufgaben aus.

Fingerübungen

- Ballen Sie eine Hand zur lockeren Faust und halten Sie sie vor sich. Strecken Sie nun den Zeigefinger der Faust lang nach oben aus, knicken Sie die oberen zwei Fingerglieder ein, strecken Sie als Nächstes den Finger gerade nach vorn, knicken Sie wieder die oberen zwei Fingerglieder ein und strecken Sie am Ende den Finger wieder nach oben. Führen Sie diese Folge mehrfach durch – mit der rechten und linken Hand im Wechsel.
- Ballen Sie beide Hände zur lockeren Faust und halten Sie sie vor sich. Strecken Sie nun beide Zeigefinger der Fäuste gleichzeitig lang nach oben aus, knicken Sie die oberen zwei Fingerglieder ein, strecken Sie als Nächstes die Finger gerade nach vorn, knicken Sie wieder die oberen zwei Fingerglieder ein und strecken Sie am Ende die Finger wieder nach oben. Führen Sie diese Folge mehrfach durch.
- Gehen Sie vor wie in der Übung vorher, aber die Finger starten gegengleich: Der eine Zeigefinger einer Hand wird nach oben gestreckt, der Finger der anderen Hand nach vorn.

➲ **Diese Übungen trainieren die Fingerbeweglichkeit und Koordination und bereiten das Gehirn auf geistige Anforderungen vor.**

Fingerübung »Hase und Jäger«

Zeigen Sie zwei Figuren (»Hase« und »Jäger«) mit den Fingern und wechseln Sie dabei jeweils zwischen linker und rechter Hand. Gehen Sie folgendermaßen vor:

- Üben Sie zunächst die Figuren einzeln ein.
- Für den Hasen strecken Sie den Mittel- und Zeigefinger aus (»Victory-Symbol«), diese stellen die Hasenohren dar. Der Daumen sowie Ringfinger und kleiner Finger sind dabei angelegt.
- Beim Jäger formen Zeigefinger und Daumen eine Pistole, die übrigen Finger sind angelegt.
- Der Jäger (linke Hand) zielt dabei auf den Hasen (rechte Hand). Wechseln Sie anschließend die Positionen, das heißt, formen Sie dann mit der rechten Hand die Pistole und mit der linken Hand den Hasen.

➲ **Diese Übung bereitet das Gehirn für anschließendes Kopftraining vor, es verbessert die Auge-Hand-Koordination und macht wach. Es erfordert ein hohes Maß an Konzentration, die jeweils richtigen Finger zu benutzen!**

Von A bis Z

- Sprechen Sie die Buchstaben des Alphabets laut. Strecken Sie dabei bei allen Druckbuchstaben mit runden Anteilen (zum Beispiel B, D, O) beide Arme nach oben und bei Druckbuchstaben, die nur aus geraden Elementen bestehen (beispielsweise T, I, M), beide Arme seitlich aus.
- Als Variante: Klatschen Sie bei Buchstaben mit Rundungen und stampfen Sie bei solchen mit nur geraden Elementen mit den Füßen auf.

➲ **Diese Übungen regen die Hirndurchblutung an und fördern die Koordination sowie die Informationsverarbeitung.**

Von Z bis A

- Sagen Sie die Buchstaben des Alphabets rückwärts auf.
- Als Varianten: Nennen Sie nacheinander Tiere mit den Anfangsbuchstaben von **Z** wie Zebra bis **A** wie Affe. Alternativ können Sie die gleiche Aufgabe mit Pflanzen, berühmten Personen oder anderen Themen durchführen, immer dem Alphabet rückwärts folgend.

➲ **Diese Übungen trainieren die Wortfindungsfähigkeit und die Denkflexibilität.**

Tieralphabet

- Überlegen Sie sich ein Tier, zum Beispiel EINSIEDLERKREBS. Sagen Sie nun die Buchstaben des Alphabets nacheinander laut auf. Sobald ein Buchstabe an der Reihe ist, der im Wort EINSIEDLERKREBS vorkommt, sprechen Sie das Wort »Tier« anstelle des Buchstabens aus. In unserem Beispiel beginnt das Alphabet wie folgt: A – Tier – C – Tier ...
- Anstelle eines Tieres können Sie auch eine Stadt, einen Namen oder einen anderen Begriff verwenden.
- Tipp: Führen Sie diese Übung während eines Spaziergangs durch.

➲ **Diese Übungen trainieren die Denkflexibilität und die Informationsverarbeitung.**

Konzentrationsübungen für jeden Tag

1. Zählen Sie rückwärts von 50 bis 1. Klatschen Sie bei den ungeraden Zahlen in die Hände.
2. Zählen Sie rückwärts von 50 bis 1. Sprechen Sie die durch 3 teilbaren Zahlen laut, die anderen leise.
3. Zählen Sie bis 50. Klatschen Sie bei den durch 5 teilbaren Zahlen in die Hände, und stampfen Sie bei den durch 3 teilbaren Zahlen mit dem Fuß auf.
4. Zählen Sie von 100 rückwärts. Klatschen Sie bei den durch 5 teilbaren Zahlen in die Hände und stampfen Sie bei den durch 3 teilbaren Zahlen mit dem Fuß auf.
5. Strecken Sie Ihre beiden Hände nach vorn. Malen Sie mit dem Zeigefinger der rechten Hand einen Kreis in die Luft und gleichzeitig mit dem Zeigefinger der linken Hand die Zahl 4. Beginnen Sie langsam. Beide Zeichen sollen gleichzeitig fließend in die Luft geschrieben werden. Wechseln Sie dann die Hände. Es geht nicht ums Gelingen, allein der Versuch bringt die Wirkung!
6. Zählen Sie bei längeren Spaziergängen Ihre Schritte. Sobald Sie sich verzählt haben, fangen Sie wieder von vorne an. Besitzer eines Schrittzählers können die Anzahl der maschinengezählten und selbst gezählten Schritte vergleichen.
7. Spielen Sie das Gesellschaftsspiel »Mikado« zur Förderung der Konzentration und Feinmotorik – allein oder zu zweit.

➲ Mit diesen Übungen trainieren Sie Ihre Konzentrationsfähigkeit, Ihre Informationsverarbeitungsfähigkeit sowie Ihre Koordination.

Besinnen auf den Augenblick

Achtsamkeit ist eine besondere Form der Aufmerksamkeit. Üben Sie sich darin, den Moment bewusst zu leben, sich auf den Augenblick einzulassen. Das ist nicht einfach in der heutigen Welt, die von Hektik und Eile geprägt ist. Genießen Sie die kleinen Dinge des Lebens: Schnuppern Sie an einem Blumenstrauß und richten Sie Ihre Aufmerksamkeit auf seinen Duft. Nehmen Sie sich Zeit, während eines Spaziergangs die Enten am Teich zu beobachten.

Tipp: Vollkornprodukte für die Konzentration

Wissenschaftler der schwedischen Universität Lund konnten nachweisen, dass Personen, die zum Frühstück nur Vollkornprodukte aßen, sich bis abends besser konzentrieren konnten und eine geringere Fehleranfälligkeit beim Lösen von anspruchsvollen Aufgaben aufwiesen. Komplexe Kohlenhydrate – Stärke und Fasern im Getreide – werden vom Körper langsamer aufgenommen als einfache industrielle Kohlenhydrate. Dadurch bleibt der Blutzuckerspiegel während des Tages konstant und das Gehirn wird verlässlich mit Energie versorgt.

34

Wasser – das Elixier des Lebens

Bewegter Start

Starten Sie täglich mit einer Bewegungsübung. Wählen Sie aus folgenden Aufgaben aus.

Als Material benötigen Sie 2 kleine gefüllte Wasserflaschen (0,5 Liter), möglichst mit Griffmulde; alternativ können Sie auch Hanteln benutzen.

- Stellen Sie sich hin, fassen Sie die Wasserflaschen an der Griffmulde und lassen Sie die Hände mit den Flaschen und die Arme neben dem Körper hängen; die Faustaußenseite zeigt jeweils nach hinten. Beugen Sie nun einen Unterarm und führen Sie die Wasserflasche an Ihre Schulter heran, dann senken Sie den Arm langsam wieder ab. Dann führen Sie die Übung mit dem anderen Arm durch. Beugen Sie den rechten und den linken Arm im Wechsel und führen Sie mehrere Wiederholungen durch.
- Führen Sie die Übung wie oben durch, aber mit beiden Armen gleichzeitig.
- Halten Sie eine Wasserflasche mit beiden Händen und führen Sie beide Arme nach oben über den Kopf; dann knicken Sie die Unterarme so ab, dass die Ellbogen nach oben zeigen und die Hände im Nacken liegen. Halten Sie dabei die Wasserflasche mit beiden Händen fest. Strecken Sie aus dieser Position heraus die Unterarme nach oben, ohne dass sich die Oberarme bewegen. Dann führen Sie die Unterarme wieder nach unten. Strecken und senken Sie die Unterarme im Wechsel, führen Sie mehrere Wiederholungen durch.

- Halten Sie in jeder Hand eine Wasserflasche. Winkeln Sie nun die Arme seitlich so an, dass Ober- und Unterarm jeweils einen rechten Winkel bilden – so, als ob Sie in Bodybuilder-Manier Ihre Bizeps-Muskeln zeigen wollten. Führen Sie aus dieser Position die Arme nach oben, bis sie gestreckt sind, dann senken Sie sie wieder langsam auf die Ausgangsposition ab. Führen Sie mehrere Wiederholungen durch.
- Nehmen Sie jeweils eine Wasserflasche in jede Hand. Öffnen Sie Ihre Beine schulterbreit und beugen Sie Ihren Oberkörper bei geradem Rücken leicht nach vorn. Die Arme hängen neben dem Körper, mit den Handrücken nach vorn. Führen Sie aus dieser Position die Arme gestreckt nach hinten, bis sie mit dem Rücken möglichst auf einer Linie sind; gehen Sie dann wieder zurück in die Ausgangsposition. Machen Sie mehrere Durchgänge.
- Stellen Sie sich hin und platzieren Sie beide Wasserflaschen vor den Körper. Kreisen Sie dann mit dem rechten Fuß um die rechts stehende Wasserflasche, danach mit dem linken Fuß um die links stehende Wasserflasche – jeweils in beide Richtungen einwärts und auswärts. Machen Sie mehrere Durchgänge.
- Machen Sie die Übung wie vorher, allerdings im Sitzen. Dabei bewegt sich nur der Unterschenkel aus dem Kniegelenk heraus um die Wasserflaschen.
- Stellen Sie sich hin und platzieren Sie beide Wasserflaschen vor den Körper. Führen Sie nun ein Bein wie eine Acht um beide Wasserflaschen – erst rechts-, dann linksherum. Trainieren Sie beide Beine im Wechsel und führen Sie mehrere Wiederholungen durch. Falls Sie standunsicher sind, suchen Sie sich eine stabile Haltemöglichkeit, halten Sie sich zum Beispiel an der Rückenlehne eines Stuhls fest.

➲ **Diese Übungen trainieren die Bein- und Armkraft sowie das Gleichgewicht und fördern die Wachheit.**

Zungenbrecher

Zungenbrecher sind Sätze, die nur mit besonderer Aufmerksamkeit fehlerfrei gesprochen werden können und beim schnellen Sprechen ein besonders hohes Maß an Konzentration verlangen. Versuchen Sie es doch einmal mit diesem Satz:

»Mischwasserfischer heißen Mischwasserfischer, weil Mischwasserfischer im Mischwasser Mischwasserfische fischen.«

Wortsammlungen für jeden Tag

1. Zählen Sie auf: Wo finden Sie Wasser? Beispielsweise: in einer Pfütze, im Brunnen ...
2. Überlegen Sie: Welche Behälter sind für Wasser geeignet? Zum Beispiel: eine Regentonne ...
3. Welche unterschiedlichen Arten von Wasser kennen Sie? Beispielsweise: Grundwasser ...
4. Zählen Sie auf, wozu wir im Alltag Wasser verwenden. Zum Beispiel: zum Blumengießen, Kochen ...
5. Welche Redensarten mit »Wasser« sind Ihnen geläufig?
6. Wasser kann tröpfeln, glucksen ... Welche Wassergeräusche fallen Ihnen ein?
7. Nennen Sie Sportarten im und auf dem Wasser.

➲ **Mit diesen Übungen trainieren Sie Ihre Wortfindungsfähigkeit und Ihre Denkflexibilität.**

Entspannung für müde Augen: Fingerregen

Sitzen Sie aufrecht und entspannt und schließen Sie die Augen. Stellen Sie sich vor, dass dicke, weiche, warme Regentropfen auf Ihr Gesicht fallen; damit Sie diesen Regen auch spüren, lassen Sie Ihre Fingerspitzen über Ihr

Gesicht »regnen«: Berühren Sie zart mit Ihren Fingerspitzen Ihre Stirn, die Partie um Ihre Augen herum, Ihre Nase, Ihre Wangen, den Bereich um Ihre Mundpartie, Ihren Unterkiefer und wieder zurück. Lassen Sie es zuerst langsam, dann etwas schneller und intensiver regnen. Zum Abschluss streichen Sie sanft von innen nach außen über Ihr Gesicht; atmen Sie dabei dreimal tief ein und aus, dann strecken und rekeln Sie sich. Zum Schluss blinzeln Sie vorsichtig und öffnen die Augen.

Trinken Sie genug?

Im Grunde ist der Mensch ein »Wassertier«, da er zu circa zwei Dritteln aus Wasser besteht. Der tägliche Bedarf des Menschen an Flüssigkeit liegt bei etwa 2,5 Litern Wasser beziehungsweise bei 4 Prozent des Körpergewichts. In nur 24 Stunden durchströmen 2000 Liter die Nieren und 1400 Liter das Gehirn.

Folgende Fakten sind wichtig zu wissen:

- Der Körper besteht zu etwa 70 Prozent aus Wasser (Stütz- und Füllsubstanz). Eine ausreichende Flüssigkeitszufuhr verhindert, dass das Gewebe austrocknet und der Stoffwechsel verlangsamt wird. Ein ausreichender Flüssigkeitsgehalt im Nervengewebe ist auch notwendig für die Weiterleitung der elektrischen Impulse von einer Nervenzelle zur anderen, er ist somit eine wichtige Voraussetzung für die Konzentration und andere Hirnleistungen.
- Der Körper benötigt »leere Flüssigkeit« (Wasser) als Transportmittel für Nährstoffe und wasserlösliche Vitamine.
- Das Durstgefühl lässt mit dem Alter nach. Oft werden bei älteren Menschen Gedächtnisstörungen oder Verwirrtheitszustände durch Flüssigkeitsmangel beobachtet. Die sofortige Zufuhr von Flüssigkeit kann hier Abhilfe schaffen. Wird jedoch auf Dauer zu wenig getrunken, können dauerhafte Schäden auftreten!

- Durchschnittlich einen Liter Flüssigkeit nehmen wir mit der Nahrung auf. Obst und Gemüse haben einen besonders hohen Wassergehalt. Der Rest von etwa 1,5 Litern muss durch Getränke zugeführt werden.
- Achtung: Bei Herzschwäche, Nierenfunktionsstörungen oder Ödemen sollte die tägliche Trinkmenge mit dem Arzt abgestimmt werden!

Wenn Sie des Öfteren das Trinken vergessen, stellen Sie sich am Morgen die Tagesmenge an Flüssigkeit bereit, am besten in Sichtweite, und trinken Sie die Menge den Tag über komplett.

Oder installieren Sie doch einfach auf Ihrem Smartphone eine App, die Sie mehrmals täglich daran erinnert, regelmäßig Wasser zu sich zu nehmen. Beispiele für bewährte Gratis-Apps sind »Hydro – Wasser trinken« und »Aqualert Water Tracker Daily«, beide erhältlich im Google Play Store (Android) und App Store (iOS).

35

Hände – spüren, begreifen, erschaffen

Bewegter Start

Starten Sie täglich mit einer Bewegungsübung. Wählen Sie aus folgenden Aufgaben aus.

Hand- und Fingergymnastik

- Setzen Sie sich an einen Tisch und legen Sie Ihre Hände auf die Tischfläche. »Krabbeln« Sie nun mit den Fingerspitzen so weit wie möglich nach vorne; sind Sie ganz vorne angelangt, krabbeln Sie wieder zurück zur Tischkante. Krabbeln Sie einige Male hin und her.
- Setzen Sie sich an einen Tisch und legen Sie Ihre Hände auf die Tischfläche. »Krabbeln« Sie nun mit den Fingerspitzen so weit wie möglich nach rechts, dann nach links. Wiederholen Sie das Krabbeln.
- Ballen Sie Ihre Hände mehrmals zur Faust und öffnen Sie sie wieder. Spreizen Sie dabei Ihre Finger.
- Halten Sie Ihre Hände vor sich. Spreizen Sie nun die Finger einer Hand weit auseinander und legen Sie sie wieder aneinander – als ob Sie einen Fächer öffnen und wieder schließen. Führen Sie diese Übung sowohl mit der linken als auch mit der rechten Hand mehrmals durch.
- Falten Sie Ihre Hände so, dass die Finger ineinandergreifen, und lassen Sie die Daumen umeinanderkreisen wie beim »Däumchendrehen«.

➲ **Schütteln Sie am Ende einer Übungssequenz jeweils Ihre Hände kräftig aus, um die Muskulatur zu lockern. Diese Übungen trainieren die Handbeweglichkeit, die Feinmotorik und die Koordination.**

Übungen mit dem Noppenball

Als Material für diese Übungen benötigen Sie 1 Noppenball in der ungefähren Größe eines Tennisballs.

- Setzen Sie sich an einen Tisch. Rollen Sie nun den Noppenball auf dem Tisch von einer Hand in die andere.
- Nehmen Sie den Ball zwischen die Handflächen und machen Sie kleine Kreisbewegungen mit den Händen.
- Rollen Sie mit der einen Hand den Ball über Hand- und Fingerrücken der anderen Hand. Wechseln Sie danach die Hände.
- Versuchen Sie, den Ball mit einer Hand zu umschließen. Pressen Sie nun die Hand mit dem Ball kurz zusammen und öffnen Sie dann die Faust wieder; strecken Sie dabei die Finger fest aus. Führen Sie die Übung mehrmals durch, auch mit der anderen Hand.

Seien Sie kreativ, spielen Sie ein wenig mit dem Ball und überlegen Sie sich weitere Übungen.

Balanceakt

Nehmen Sie einen Alltagsgegenstand und balancieren Sie diesen auf der Fingerspitze oder auf dem Handrücken, solange Sie können.

➲ **Das trainiert die Feinmotorik und die Geschicklichkeit.**

Ungewohnt schreiben

Verfassen Sie einen beliebigen Text handschriftlich, und zwar mit der Hand, die Sie normalerweise nicht zum Schreiben verwenden. Versuchen Sie dabei, so deutlich wie möglich zu schreiben.

Als Variante: Schreiben Sie auf diese Weise einen Text spiegelverkehrt, und zwar jede Zeile von rechts nach links.

Spiegelbildlich zeichnen

Nehmen Sie sich zwei Stifte und ein Notizheft oder ein großes Blatt Papier. Zeichnen Sie nun mit einem Stift in jeder Hand parallel mit beiden Händen das gleiche Motiv – Formen, Blumen, Tiere ... was auch immer Ihnen gerade einfällt. Wodurch unterscheiden sich die beiden fertigen Kunstwerke?

Wortsammlungen für jeden Tag

1. Sammeln Sie Wörter mit »Hand-« am Anfang.
2. Überlegen Sie: Wozu – außer zum Wärmen – werden Handschuhe getragen?
3. Welche Redensarten zum Thema »Hand« oder »Hände« sind Ihnen bekannt?
4. Zählen Sie auf: Was können Sie mit Ihren Händen alles machen?
5. Überlegen Sie: In welchen Berufen arbeiten Menschen vorwiegend mit den Händen?
6. Zählen Sie auf: Womit lassen sich Hände schmücken, verzieren und pflegen?
7. Nennen Sie Situationen, in denen man mit einem gebrochenen Daumen hilflos ist.

➲ **Mit diesen Übungen trainieren Sie Ihre Wortfindungsfähigkeit und Ihre Denkflexibilität.**

Handlinien nachzeichnen

Betrachten Sie die Innenfläche einer Ihrer beiden Hände intensiv. Nehmen Sie dann Stift und Papier zur Hand und zeichnen Sie möglichst naturgetreu Ihre persönlichen Handlinien ab. Gibt es Auffälligkeiten oder besonders Einprägsames? Wer die Herausforderung sucht, macht die gleiche Übung zusätzlich mit der schreibungewohnten Hand und vergleicht dann beide Zeichnungen miteinander. Sind Unterschiede zu erkennen?

Fingeratmung

Setzen Sie sich aufrecht hin und legen Sie Ihre Handflächen aneinander. Wölben Sie dabei Ihre Finger so, dass sich bei den Fingern nur die Fingerkuppen berühren. Der Kontakt der einzelnen Fingerkuppen soll während der ganzen Übung bestehen bleiben.

- Drücken Sie nun die Daumenkuppen fest aneinander und lösen Sie nach einer Weile die Spannung wieder. Verfahren Sie so abwechselnd mit den anderen Fingern. Machen Sie mehrere Durchgänge – mal am Daumen, mal am kleinen Finger beginnend.
- Drücken Sie die Daumenkuppen aneinander, atmen Sie aber dieses Mal gleichzeitig lang aus. Lösen Sie beim Einatmen die Spannung wieder, verlieren Sie aber nicht den Kontakt der anderen Fingerkuppen. Fahren Sie im eigenen Atemrhythmus fort. Machen Sie ein oder zwei Durchgänge und atmen Sie dabei immer länger aus. Am Ende entspannen Sie die Hände und Arme, lockern Sie sie und spüren Sie nach.

Tipp: Entzündungshemmende Kost

Geschwollene, schmerzende Finger und Hände haben nicht selten als Ursache eine entzündliche Erkrankung der Gelenke (rheumatoide Arthritis). Auch wenn eine medikamentöse Behandlung unerlässlich ist, kann eine bewusste Ernährung die Krankheitssymptome lindern, den Schmerz reduzieren und das körperliche sowie seelische Wohlbefinden steigern.

Günstig wirkt sich eine fleischarme Kost aus, da Fleisch große Mengen an entzündungsfördernder Arachidonsäure enthält. Zudem sollten Lebensmittel mit viel Kalzium (zum Beispiel fettreduzierte Milchprodukte wie Quark, Joghurt und Käse) verzehrt werden, um Osteoporose vorzubeugen. Empfohlen wird von der DGE (der Deutschen Gesellschaft für Ernährung) eine entzündungshemmende Kost, die wir auch in der mediterranen Küche wiederfinden, das heißt:

- viel ballaststoffreiches Obst und Gemüse (am besten fünf Portionen am Tag),
- mehr Fisch (besonders viel Omega-3-Fettsäuren enthalten Hering, Makrele, Lachs, Sardine und Heilbutt),
- pflanzliches Fett (zum Beispiel Lein- und Rapsöl, möglichst kalt gepresst),
- wenig Fleisch und Wurst.

Außerdem wird empfohlen, das Körpergewicht im Normalbereich zu halten. Als günstige Bewegung eignen sich gelenkschonende Sportarten wie Radfahren oder Schwimmen.

36

Schaufensterbummel

Bewegter Start

In dieser Woche steht die Vorbeugung gegen die als »Schaufensterkrankheit« bekannte PAVK (periphere arterielle Verschlusskrankheit) im Mittelpunkt. Bewegung ist ein wesentlicher Bestandteil von Prävention und Therapie bei dieser Erkrankung. In erster Linie geht es um ein konsequentes Gehtraining, damit sich Ersatzblutbahnen bilden, die die Blut- und Sauerstoffversorgung der Muskulatur übernehmen. Deshalb beugen Sie vor und gestalten Sie diese Woche mit Gehtraining. Starten Sie täglich mit einer Bewegungsübung. Wählen Sie aus folgenden Aufgaben aus.

- Gehen Sie an fünf Tagen der Woche jeweils 30 Minuten am Stück. Wählen Sie Strecke und Tempo so, dass Sie sich anstrengen, aber sich nicht völlig verausgaben. Rollen Sie bei jedem Schritt bewusst über den gesamten Fuß ab.
- Wenn Sie keine Gelegenheit haben, ins Freie zu gehen, können Sie zu Hause eine schwungvolle Musik auflegen und in der Wohnung umhergehen. Oder Sie stellen sich, falls nötig, zum Festhalten hinter die Rückenlehne eines Stuhls und gehen am Platz. Ob Wanderlieder, Marschmusik oder Rockmusik – wichtig ist, dass die akustische Begleitung zum Durchhalten motiviert.
- Steigen Sie Treppen, so oft und so viele wie möglich. Wer nicht aus dem Haus geht, kann eine Treppe im Haus als »Trainingsgerät« benutzen und diese immer wieder hinauf- und hinuntergehen.
- Platzieren Sie sich hinter einen Stuhl und halten Sie sich an dessen Lehne fest. Stellen Sie Ihre Beine hüftbreit auseinander und heben Sie sich

nun mehrmals von den Fußsohlen auf die Fußballen. Senken Sie die Füße dann wieder ab auf die ganze Fußsohle. Machen Sie mehrere Wiederholungen.

- Setzen Sie sich auf einen Stuhl, die Beine sind hüftbreit auseinander. Rollen Sie nun im Sitzen Ihre Füße gegengleich von der Ferse bis zu den Zehenspitzen und wieder zurück – wie beim Treten einer Nähmaschine, rechts und links ... Machen Sie mehrere Wiederholungen.

➲ **Diese Übungen dienen der Vorbeugung. Wer schon von der Schaufensterkrankheit betroffen ist, muss besondere Trainingsregeln beachten, ärztliche Anweisungen befolgen und möglichst eine spezielle Gefäßsportgruppe besuchen! Auch nach dieser Übungswoche sollten Sie regelmäßig walken oder spazieren gehen, damit ein Effekt eintreten kann.**

Schaufenster-ABC

Wenn Sie einkaufen oder bummeln gehen, stellen Sie sich dabei irgendwann vor ein Schaufenster Ihrer Wahl, egal welcher Branche. Betrachten Sie die Auslagen und suchen Sie nacheinander zu jedem Buchstaben des Alphabets einen Gegenstand – von **A**ktenordner bis **Z**eichenblock, wenn Sie beispielsweise vor einem Bürofachgeschäft stehen.

➲ **Diese Übung fördert das Arbeitsgedächtnis und die Wortfindungsfähigkeit.**

Wortsammlungen für jeden Tag

1. Überlegen Sie: Die Schaufenster welcher Geschäfte oder Branchen interessieren Sie am meisten? Zum Beispiel: die mit Oberbekleidung, die mit Torten ...
2. Zählen Sie auf: Was liegt bei Ihrem Metzger im Schaufenster?
3. Überlegen Sie: Womit ist das Schaufenster einer Apotheke dekoriert?

4. Betrachten Sie die Auslage eines Reisebüros. Was gibt es dort zu sehen?
5. Zählen Sie auf: Was gehört zu den Handwerkszeugen und Requisiten von Schaufensterdekorateuren, aktuell auch als »Schauwerbegestalter« oder »Gestalter für visuelles Marketing« bezeichnet?
6. Nennen Sie Dinge, die in der Auslage einer Drogerie zu finden sind.
7. Werden Sie kreativ: Überlegen Sie sich, womit Sie das Schaufenster eines Getränkemarkts ansprechend und interessant dekorieren könnten.

➲ **Mit diesen Übungen trainieren Sie Ihre Wortfindungsfähigkeit und Ihre Denkflexibilität.**

Achtsam konsumieren

Das Betrachten eines Schaufensters löst unterschiedliche Reaktionen in Menschen aus. Lässt die Auslage einer Konditorei das Herz der einen Menschen höherschlagen, so löst bei anderen Menschen ein Aufsitzrasenmäher im Fenster eines Gartenhandels Verlangen aus.

Suchen Sie sich gezielt ein Schaufenster, dessen Verkaufsobjekte Sie interessieren. Betrachten Sie die ausgestellten Waren und beobachten Sie genau, was sie bei Ihnen auslösen. Läuft Ihnen beim Anblick einer Torte das Wasser im Mund zusammen? Greifen Sie schon nach dem Portemonnaie in der Jackentasche? Welche körperlichen Reaktionen spüren Sie? Welche Gedanken gehen Ihnen durch den Kopf? Was ist ausschlaggebend für Ihre Entscheidung, entweder weiterzugehen oder das Gebäck zu kaufen und zu verzehren? Wie geht es Ihnen anschließend mit Ihrer Entscheidung? Sind Sie damit zufrieden? Stellen Sie sich diese und ähnliche Fragen mehrfach, um Ihrem Konsumverhalten auf die Spur zu kommen.

Tipp: Mediterrane Kost mit Nüssen und Olivenöl für die Gefäße

Grundsätzlich gelten im Hinblick auf die PAVK (periphere arterielle Verschlusskrankheit) die Ernährungsregeln anderer kardiovaskulärer (Herz- und Gefäßsystem-)Erkrankungen, zumal für die PAVK bisher nur wenig spezielle Erkenntnisse existieren.

Zunächst ist wichtig, dem Körper nicht mehr Energie zuzuführen, als er verbraucht. Es gilt also, auf stark zucker- und fetthaltige Speisen und Getränke zu verzichten. Günstig ist eine ballaststoffreiche Ernährung mit Vollkornprodukten, Hülsenfrüchten, Gemüse, Salaten, Sprossen und Obst. Eine Studie aus dem Jahr 2017 zeigte, dass nur drei Obst- und Gemüseportionen pro Tag das Risiko, an PAVK zu erkranken, merklich reduzieren. Eine andere Untersuchung in Spanien ergab, dass eine mit Nüssen angereicherte Mittelmeerdiät das Risiko einer PAVK-Erkrankung um etwa die Hälfte reduzieren kann; in Kombination mit einer Flasche Olivenöl pro Woche lag die Zahl sogar um zwei Drittel niedriger. Bei Fetten sollte auf den Verzehr ungesättigter Fettsäuren geachtet werden, die überwiegend in pflanzlichen Produkten vorkommen. Gut sind die Omega-3-Fettsäuren, die zum Beispiel in Lein-, Walnuss- und Rapsöl, außerdem in Meeresfischen wie Sardinen, Makrelen und Lachs enthalten sind.

37

Bücher – Reisen ins Reich der Fantasie

Bewegter Start

Starten Sie täglich mit einer Bewegungsübung. Wählen Sie aus folgenden Aufgaben aus.

Bleistift-Akrobatik

Als Material benötigen Sie 2 Stifte (stumpfe Blei- oder Buntstifte oder Filzstifte).

- Nehmen Sie einen Stift in eine Hand und rollen Sie ihn mit der Handfläche auf dem Tisch vor und zurück, nach rechts und nach links. Rollen Sie ihn eine Zeit lang, dann wechseln Sie den Stift in die andere Hand und rollen mit dieser vor, zurück, nach rechts, nach links. Machen Sie mehrere Wiederholungen. (Achtung: Wenn der Tisch eine zu glatte Fläche hat und ihr Stift rutscht, können Sie ein Tuch auf den Tisch legen.)
- Nehmen Sie einen Stift in eine Hand und rollen Sie ihn mit dem Handrücken auf dem Tisch vor und zurück, nach rechts und nach links. Rollen Sie ihn eine Zeit lang, dann wechseln Sie den Stift in die andere Hand und rollen mit dieser vor, zurück, nach rechts, nach links. Machen Sie mehrere Wiederholungen.
- Nehmen Sie jeweils einen Stift in eine Hand und rollen Sie mit beiden Händen die Stifte mit der Handfläche gleichzeitig auf dem Tisch vor und zurück, nach rechts und nach links. Rollen Sie dabei zuerst parallel und später gegengleich.

- Rollen Sie einen Stift zwischen Ihren beiden Handflächen, rollen Sie dabei immer bis ganz an die Fingerspitzen beziehungsweise Handwurzeln.
- Klemmen Sie einen Stift an beiden Enden zwischen den Zeigefingerkuppen Ihrer Hände ein und malen Sie in dieser Position links und rechts im Wechsel vertikale Kreise.
- Halten Sie einen Stift mit einer Hand senkrecht wie ein Lot und positionieren Sie die andere Hand etwa 20 bis 30 Zentimeter auffangbereit darunter. Lassen Sie nun den Stift senkrecht fallen und fangen Sie ihn mit der unteren Hand auf. Wechseln Sie die Fanghände bei jedem Durchgang jeweils rechts und links.

➲ **Diese Übungen trainieren die Feinmotorik und die Koordination.**

Wörter bilden

Als Material benötigen Sie 26 kleine Zettel mit den Buchstaben des Alphabets.

- Legen Sie die Zettel mit den Buchstaben nach oben vor sich auf dem Boden aus und stellen Sie sich so, dass Sie alle Zettel gut im Blick haben. Denken Sie sich nun einen Begriff aus, der Ihnen spontan einfällt, vielleicht den aktuellen Wochentag, Ihren Wohnort oder einen Namen aus Ihrem Bekanntenkreis. Tippen Sie nun nacheinander die Buchstaben des jeweiligen Wortes mit einer Fußspitze an. Benutzen Sie bei einem Wort die linke, beim nächsten die rechte Fußspitze.
- Wenn Sie weitere Herausforderungen suchen, tippen Sie die Vokale (A – E – I – O – U) jeweils mit der rechten und die Konsonanten (Mitlaute) mit der linken Fußspitze an.

Wenn Sie standsicher sind, üben Sie im Stehen, anderenfalls im Sitzen.

- Legen Sie die Zettel mit großem Abstand in einem Raum aus. Denken Sie sich wieder einen Begriff aus und gehen Sie nun der Reihe der Buchstaben des Wortes gemäß zu jedem passenden Buchstaben-Zettel, tippen ihn an und gehen weiter zum nächsten, bis Sie so das Wort fertig »geschrieben« haben.

- Legen Sie die Zettel mit großem Abstand in einem Raum aus. Gehen Sie nun in der Reihenfolge des Alphabets die Buchstabenzettel ab, also zuerst zum A, dann zum B und so weiter bis zum Z. Danach folgen Sie dem Alphabet rückwärts, bis Sie wieder beim A angekommen sind.

➲ **Diese Übungen trainieren die Beweglichkeit der Beine, die Balance, die Gangsicherheit und die Kognition.**

Anagramm

Bilden Sie aus den Buchstaben des Wortes »BIBLIOTHEK« neue Wörter! Sie müssen nicht alle Buchstaben von »BIBLIOTHEK« verwenden, es dürfen jedoch keine weiteren Buchstaben benutzt werden. Zum Beispiel: Hotel, Kiel, Keil …

Legen Sie eine Wortliste an, die Sie in der ganzen Woche ergänzen können. Wie viele Begriffe finden Sie?

Tipp: Schreiben Sie eine Geschichte, in der die Wörter vorkommen!

➲ **Diese Übung trainiert die Wortfindungsfähigkeit, die Denkflexibilität und die Sprachflüssigkeit.**

Wortsammlungen für jeden Tag

1. Nennen Sie einsilbige Substantive (Hauptwörter) in der Reihenfolge ihrer bestimmten Artikel: der – die – das. Die Aneinanderreihung soll nach dem Alphabet erfolgen (ohne U und X). Also zum Beispiel: der Ast – die Burg – das Chlor – der Damm …
2. Nennen Sie wieder einsilbige Substantive (Hauptwörter) in der Reihenfolge ihrer bestimmten Artikel: der – die – das. Dieses Mal soll jedoch die Aneinanderreihung rückwärts nach dem Alphabet erfolgen (ohne X). Also zum Beispiel: der Zug – die Yacht – das Weh – der Vamp …

3. Nennen Sie zweisilbige Substantive (Hauptwörter) in der Reihenfolge ihrer Artikel: der – die – das. Die Aneinanderreihung soll nach dem Alphabet erfolgen. Also zum Beispiel: der Altar – die Berge – das Café – der Drache ...
4. Nennen Sie dreisilbige Substantive (Hauptwörter) in der Reihenfolge ihrer Artikel: der – die – das. Die Aneinanderreihung soll nach dem Alphabet erfolgen. Also zum Beispiel: der Anhänger – die Banane – das Campingzelt – der Dialog ...
5. Nennen Sie viersilbige Substantive (Hauptwörter) in der Reihenfolge ihrer Artikel: der – die – das. Die Aneinanderreihung soll nach dem Alphabet erfolgen (ohne X). Also zum Beispiel: der Angelverein – die Besenkammer – das Containerschiff – der Dateiname ...
6. Nennen Sie immer abwechselnd zweisilbige und dreisilbige Substantive in der Reihenfolge ihrer Artikel: der – die – das. Die Aneinanderreihung soll nach dem Alphabet erfolgen. Also zum Beispiel: der Anker – die Bierstube – das Cello – der Dramaturg – die Ente ...
7. Nennen Sie immer abwechselnd einsilbige, zweisilbige und dreisilbige Substantive in der Reihenfolge ihrer Artikel: der – die – das. Die Aneinanderreihung soll nach dem Alphabet erfolgen. Also zum Beispiel: der Abt – die Biene – das Cabrio – der Duft – die Elfe ...

➲ **Mit diesen Übungen trainieren Sie Ihre Wortfindungsfähigkeit und Ihre Denkflexibilität.**

Hände – das Notizbuch des Lebens

Legen Sie für einen Augenblick alles aus der Hand. Nehmen Sie beide Hände nach vorn. Blenden Sie alles andere aus, konzentrieren Sie Ihren Blick und Ihre Gedanken nur auf Ihre Hände: Wie sehen Ihre Handflächen aus? Welche Linien gibt es darauf? Wo zeichnen sich Adern und Sehnen ab? Wirft die Haut Falten? Sehen Sie Leberflecke, vielleicht Narben von kleinen Verletzungen? Sind Ihre Finger kurz oder lang, schlank oder eher rundlich? Welche Formen haben Ihre Fingernägel? Wie fühlen sich Ihre Hände an:

weich und glatt oder rissig und spröde? Wie fühlen sich Ihre Finger an: warm oder kalt?

Überlegen Sie, was Ihre Hände bereits alles im Leben geleistet haben:

Briefe geschrieben, Kuchenteig geknetet, anderen Menschen Trost gespendet, in Büchern geblättert, ein Instrument gespielt, ...

Ihre Hände haben sich im Laufe der Jahre verändert. Jede Linie, jede Narbe zeigt Ihre eigenen Lebensspuren und Ihr persönliches Wachstum – wie ein Notizbuch, das laufend fortgeschrieben wird.

Zum Abschluss dieser Achtsamkeitsübung streichen Sie zuerst Ihre Handflächen großflächig aus und dann die einzelnen Finger von unten nach oben bis zu den Fingerspitzen.

Tipp: Ernährungstagebuch

Gewinnen Sie einen Überblick über Ihr Essverhalten, indem Sie ein Ernährungstagebuch führen. Tragen Sie eine Zeit lang täglich alle verzehrten Speisen und Getränke ein, aber auch weitere Angaben, zum Beispiel Beschwerden nach dem Essen oder tägliche Bewegung, sind hilfreich. So können Sie beispielsweise herausfinden, ob bestimmte Nahrungsmittel Ihnen guttun oder Auslöser für gesundheitliche Probleme sind.

Bei der DGE (Deutschen Gesellschaft für Ernährung e. V.) und manchen Krankenkassen steht ein Ernährungstagebuch zum kostenlosen Download im Internet bereit.

38

Apfel – der knackig-clevere Snack

Bewegter Start

Starten Sie täglich mit einer Bewegungsübung. Wählen Sie aus folgenden Aufgaben aus.

Als Material benötigen Sie 1 Tennisball (alternativ können Sie Papier zu einem festen Papierball knüllen).

- Rollen Sie den Tennisball zwischen Ihren Handflächen – möglichst weit an den Außenkanten entlang. Rollen Sie rechtsherum, dann linksherum.

➲ **Diese Übung fördert die Hirndurchblutung und trainiert die Geschicklichkeit.**

- Drehen Sie den Tennisball langsam mit den Fingerspitzen einer Hand. Dazu liegt er zuerst wie eine Krone auf den Kuppen von Daumen und Fingern. Drehen Sie dann durch behutsames Umsetzen der Finger den Tennisball – mal links-, mal rechtsherum. Üben Sie nacheinander mit der rechten und der linken Hand.

➲ **Diese Übung trainiert die Feinmotorik sowie die Koordination und bereitet das Gehirn auf geistige Anforderungen vor.**

- Klemmen Sie den Tennisball ein – wenn Sie stehen: zwischen Rücken und Wand, oder wenn Sie sitzen: zwischen Rücken und Stuhllehne. Bewegen Sie sich dabei so in alle Richtungen, dass der Tennisball möglichst den kompletten Rücken abrollt. Wenden Sie mal mehr, mal weniger Druck an und erspüren Sie die Unterschiede.

➲ **Diese Übung fördert die Beweglichkeit im Rumpf und die taktile Wahrnehmung.**

- Spielen Sie Zielwerfen. Stellen Sie in kurzer Entfernung einen Behälter auf, zum Beispiel einen Papierkorb, Pappkarton oder Einkaufskorb. Werfen Sie nun von Ihrer Startposition aus den Tennisball in den Behälter. Gelingt das gut, vergrößern Sie die Entfernung immer weiter.

➲ **Diese Übung ist gut für die Auge-Hand-Koordination und die Bewegungssteuerung.**

- Setzen Sie sich auf einen Stuhl und legen Sie sich im Sitzen den Tennisball nacheinander einmal unter den rechten, danach unter den linken Fuß (ohne Schuhe!). Erspüren Sie den Tennisball mit der Fußsohle. Wie fühlt er sich an mit mehr und mit weniger Druck? Rollen Sie nun mit sanftem Druck oder mit mehr Krafteinsatz möglichst große Kreise mit dem Tennisball, wechseln Sie dabei ab und an die Richtung. Probieren Sie auch mal eine liegende Acht.

➲ **Diese Übung regt die Durchblutung des Gehirns an, aktiviert beide Hirnhälften und fördert die Konzentration.**

- Legen Sie sich den Tennisball auf eine Handfläche und strecken Sie den Arm nach vorne aus. Gehen Sie nun langsam durch den Raum und balancieren Sie mit nach vorn ausgestrecktem Arm den Tennisball auf Ihrer Handfläche. Wechseln Sie dann die Arme. Als nächste Stufe balancieren Sie den Ball auch mal auf dem Handrücken. Wer sitzend übt, kann seinen Arm fließend in alle Richtungen um den Oberkörper herum bewegen.

➲ **Diese Übung fördert die Beweglichkeit, die Geschicklichkeit und die Konzentration.**

- Werfen Sie den Tennisball über einen kleinen Abstand von einer Hand in die andere. Wie viele Würfe gelingen Ihnen, ohne dass der Tennisball hinunterfällt? Vergrößern Sie nach einer Weile langsam den Abstand. Die Übung können Sie im Sitzen, im Stehen oder in der Fortbewegung durchführen.

➲ **Diese Übung bereitet das Gehirn für anschließendes Kopftraining vor, verbessert die Auge-Hand-Koordination und macht wach.**

Apfelrezept für den Kopf

Blättern Sie in Zeitschriften oder Koch- und Backbüchern und suchen Sie ein Apfelrezept. So trainieren Sie Ihr Arbeitsgedächtnis:

- Zählen Sie alle Doppelbuchstaben im Rezept; es gelten auch solche, die durch Leer- oder Satzzeichen voneinander getrennt sind. Zum Beispiel: … Apfe**l lä**ss**t sic**h h**albiert verwenden …
- Addieren Sie die Zahlen der Mengenangaben für das Rezept im Kopf.
- Schreiben Sie alle Zutaten des Rezepts einzeln auf jeweils einen Zettel. Sehen Sie sich die Begriffe jeweils einige Sekunden an, legen Sie sie verdeckt ab und wiederholen Sie sie sofort im Anschluss mündlich in gleicher Reihenfolge. Starten Sie mit drei Wörtern und steigern Sie langsam die Anzahl.
- Schreiben Sie alle Mengenangaben des Rezepts einzeln auf jeweils einen Zettel. Sehen Sie die Angaben einzeln einige Sekunden lang an, legen Sie sie verdeckt ab und wiederholen Sie sie sofort im Anschluss münd-

lich in gleicher Reihenfolge. Starten Sie mit drei Angaben und steigern Sie langsam die Anzahl.

- Lernen Sie die Zutatenliste für ein Apfelrezept auswendig.

Wortsammlungen für jeden Tag

1. Erstellen Sie ein Apfelsorten-ABC: Von **A**lkmene bis **Z**abergäurenette.
2. Überlegen Sie: In welchen Gerichten oder Zutaten finden Äpfel in der Küche Verwendung?
3. Finden Sie Wörter, die in beliebiger Folge die Buchstaben A, P, F, E und L enthalten.
4. Finden Sie Wörter, die keinen der Buchstaben A, P, F, E, L enthalten.
5. Welche Bestandteile von Äpfeln und Apfelbäumen kennen Sie?
6. Überlegen Sie: Wo überall sind Äpfel zu finden?
7. Wissen Sie, wofür sich ein Apfel noch nutzen lässt, außer zum Essen?

➲ **Mit diesen Übungen trainieren Sie Ihre Wortfindungsfähigkeit und Ihre Denkflexibilität.**

Schmecken für die Achtsamkeit

Kauen Sie bewusst ein Stück Apfel. Schließen Sie dabei die Augen, konzentrieren Sie sich ganz auf das Geschmackserlebnis. Schmeckt der Apfel eher süß oder eher säuerlich? Wie ist seine Konsistenz – fest oder mehlig? Wie ist das Gefühl auf der Zunge? Spüren Sie den Saft am Gaumen?

Tipp: Ein Apfel pro Tag …

Die englische Lebensweisheit »An apple a day keeps the doctor away« (Ein Apfel pro Tag hält den Arzt fern) galt bereits in der Antike. Schon die alten Ägypter hatten diese Vitaminbombe auf ihrem Speiseplan, die Römer entwickelten das vielseitige Kernobst dann zum heutigen Kulturapfel. Für die Deutschen ist der Apfel die beliebteste Obstsorte. Der Pro-Kopf-Verzehr liegt bei rund 20 Kilogramm pro Jahr.

Ein mittelgroßer Apfel wiegt circa 125 Gramm und hat dabei nur 65 Kilokalorien. Er besteht zu 85 Prozent aus Wasser, löscht den Durst und hält satt. Mit wenig Kalorien, kaum Fett, dafür vielen wertvollen Vitaminen, Mineralien und sekundären Pflanzenstoffen ist er ein idealer Snack für jeden Tag.

Die Schale der Äpfel sollte man unbedingt mitessen, da sich direkt darunter die meisten Vitamine befinden!

Übrigens: Ein normaler Apfel enthält wie ein Bioapfel mehr als 100 Millionen für die Darmflora wichtige Bakterien. Der Bioapfel punktet zusätzlich mit deutlich vielfältigeren gesunden Bakteriengemeinschaften!

»Selbst wenn ich wüsste, dass die Welt morgen in Stücke zerfällt,
würde ich immer noch meinen Apfelbaum einpflanzen.«

Martin Luther 1483–1546

39

Wald – eine Oase der Ruhe

Bewegter Start im Wald

Starten Sie täglich mit einer Bewegungsübung. Wählen Sie aus folgenden Aufgaben aus.

Als »Material« benötigen Sie einen Wald. Suchen Sie sich ein überschaubares Stück Wald oder einen Hain in einem Park.

- Laufen Sie in einer Minute zu möglichst vielen verschiedenen Bäumen und tippen Sie sie kurz an. Versuchen Sie, möglichst genau die Zeitvorgabe von einer Minute einzuhalten, ohne dabei auf die Uhr zu sehen. Verlassen Sie sich auf Ihr Zeitgefühl. Bei Bedarf können Sie zur anschließenden Kontrolle die Zeit stoppen.

➲ **Dies trainiert die Ausdauer, die Gehgeschwindigkeit und das Zeitgefühl.**

- Wählen Sie abhängig von Ihrem eigenen Zeitfenster und Ihrer körperlichen Kondition ein kleineres oder größeres baumbewachsenes Areal aus. In diesem Waldstück sollen Sie gehend möglichst jeden Baum einmal erreichen und kurz antippen. Es kommt darauf an, möglichst keinen Baum doppelt zu berühren. Die Gehgeschwindigkeit ist nicht entscheidend.

➲ **Diese Übung trainiert neben der Ausdauer die Konzentration, strategisches Denken, die Merkfähigkeit und die räumliche Orientierung.**

- Steuern Sie nun in der Reihenfolge der Stärke des Stamms mehrere Bäume nacheinander an. Starten Sie am Baum mit dem geringsten Stammdurchmesser und enden Sie am dicksten. Machen Sie danach einen Durchgang in umgekehrter Reihenfolge.

➲ **Diese Übung trainiert neben der körperlichen Ausdauer die Schätzfähigkeit und die visuelle Wahrnehmung.**

- Machen Sie Baum-Liegestütze. Wählen Sie dazu einen Baum mit besonders dickem Stamm aus. Stellen Sie sich eine knappe Armlänge entfernt von ihm hin, die Füße sind hüftbreit auseinander und die Knie minimal gebeugt. Setzen Sie nun Ihre Handflächen mit den Fingerspitzen nach oben zeigend schulterbreit voneinander entfernt am Stamm auf. Beugen Sie dann beide Arme, bis Ihr Kopf fast den Baumstamm berührt. Dabei ist der Oberkörper nach vorn geneigt, die Fersen heben leicht ab, der Rücken ist gerade und der Kopf ist in Verlängerung der Wirbelsäule. Drücken Sie sich dann langsam wieder vom Stamm weg, bis Ihre Arme fast gestreckt sind. Wiederholen Sie den Ablauf mehrmals.

➲ **Die Übung trainiert die Armkraft und die Brustmuskulatur.**

Gerüche beschreiben

Der Wald hält jede Menge Gerüche bereit – zu jeder Jahreszeit andere. Nehmen Sie an verschiedenen Stellen jeweils eine Nase voll und finden Sie Begriffe für Ihre Wahrnehmungen.

➲ **Dies trainiert Ihre olfaktorische Wahrnehmung (Ihren Geruchssinn) und Ihre Wortfindungsfähigkeit.**

Blättersammlung

Gehen Sie mit offenen Augen auf Blättersuche. Sammeln Sie möglichst viele verschiedene Blattarten. Betrachten und beschreiben Sie die Unterschiede der Formen und Oberflächen. Stellen Sie sich vor, Sie müssten mit Worten einem Menschen die Beschreibung geben, der weder sehen noch tasten kann.

➲ **Dies trainiert die visuelle Wahrnehmung und den sprachlichen Ausdruck.**

Wortsammlungen für jeden Tag

1. Welche Baumarten im Wald kennen Sie? Zum Beispiel: Eiche, Kiefer …
2. Nennen Sie Pflanzen, die am Boden wachsen. Beispielsweise: Farn …
3. Welche Tiere im Wald fallen Ihnen ein? Zum Beispiel: Reh …
4. Spitzen Sie die Ohren: Welche Geräusche sind im Wald zu hören? Beispielsweise: Rascheln …
5. Nennen Sie alles, was im Wald auf dem Boden liegt. Zum Beispiel: Nadeln …
6. Stellen Sie sich den Wald als Arbeitsplatz vor. Welche Berufe haben dort zu tun?
7. Im Wald wachsen Pilze – genießbare und ungenießbare. Nennen Sie viele Pilzsorten.

➲ **Mit diesen Übungen trainieren Sie Ihre Wortfindungsfähigkeit und Ihre Denkflexibilität.**

Waldbaden entschleunigt

In Japan gehören Ausflüge in den Wald seit 1982 nach offizieller Empfehlung der staatlichen Forstbehörde zu einem guten Lebensstil. Seitdem kamen Wissenschaftler in verschiedenen Studien zu der Erkenntnis, dass der Aufenthalt im Wald wie eine Art Aromatherapie wirkt und der Gesundheit förderlich ist. So ist heute »Shinrin Yoku«, auf Deutsch »Waldbaden«, eine offiziell anerkannte und vom japanischen Gesundheitssystem geförderte Stressmanagement-Methode. Man empfiehlt vor allem Großstadtmenschen den Aufenthalt im Wald. Dabei geht es um bloßen Aufenthalt oder um gemütliche Spaziergänge, nicht um sportliche Anstrengung. Allein das Einatmen der ätherischen Öle, die die Bäume an die Luft abgeben, stärken das Immunsystem. Die Umgebung sorgt für Entspannung, den Abbau von Stresshormonen und steigert die Vitalität. Ins Grün eintauchen, durchatmen, sich an einen Baum lehnen, über Rinden und Blätter streichen, Wurzelwerk betrachten, das Lichtspiel in Blättern beobachten, zur Ruhe kommen – ob angeleitet in speziellen Kursen oder auf eigene Faust: Gehen Sie baden im Wald!

Tipp: Vitaminreiche Pilzpfanne

Waldpilze sind nicht nur bei Gourmets beliebt. Auch als »Fleisch des Waldes« bezeichnet, sind sie schmackhaft und liefern zugleich jede Menge Vitamine und Mineralstoffe. Fett- und kohlenhydratarm liefern sie neben wertvollem Eiweiß die Vitamine B_2 und D sowie Niacin, Eisen und Kalium. Der Verzehr von Pilzen schützt die Nervenbahnen, fördert den Sauerstofftransport und regt den Zellstoffwechsel an. Falls Sie nicht zu den Pilzexpert*innen gehören, kaufen Sie die Zutaten zur Pilzpfanne besser auf dem Wochenmarkt und probieren dann: 1 kg frische, geputzte Waldpilze, 3 Zwiebeln, Salz, Pfeffer, 150 g Butter, etwas Petersilie. Alles in einer Pfanne anbraten. Dazu schmeckt gebuttertes Vollkornbrot oder Rührei. Guten Appetit!

40

Kastanien – die Früchte des Herbstes

Bewegter Start

Starten Sie täglich mit einer Bewegungsübung. Wählen Sie aus folgenden Aufgaben aus.

Als Material benötigen Sie 4 Rosskastanien (die sind meist größer und runder geformt als Edelkastanien).

- Lassen Sie eine Kastanie im schnellen Wechsel von der linken in die rechte Hand kullern und umgekehrt.
- Lassen Sie eine Kastanie im schnellen Wechsel von der linken in die rechte Hand und umgekehrt kullern, aber sagen Sie dieses Mal das Alphabet auf. Bei dieser Doppelaufgabe sind Denken und Motorik gefordert. Wer es schafft, spricht das ABC rückwärts.
- Rollen Sie eine Kastanie zwischen beiden Handflächen. Rollen Sie dabei bewusst an den Außenrändern mal von der rechten, mal von der linken Hand entlang.
- Legen Sie zwei Kastanien in eine Hand und lassen Sie beide umeinanderkreisen, indem Sie die Hand beziehungsweise die Finger bewegen. Nach einigen Umrundungen wechseln Sie die Richtung. Üben Sie dann mit der anderen Hand. Geht das Kreisen bei beiden Händen und in beide Richtungen gleich gut?
- Legen Sie nun in jede Hand zwei Kastanien und lassen Sie diese wieder gleichzeitig kreisen, indem Sie die Hand beziehungsweise die Finger be-

wegen. Schaffen Sie es auch gegengleich, das heißt, die beiden Kastanien der einen Hand kreisen rechts-, die der anderen linksherum?

➲ **Diese Übungen trainieren die Koordination und die Fingerfertigkeit.**

Kastanien-Boule

Üben Sie Zielwerfen, ähnlich wie beim Boule. Dazu benötigen Sie 3 Kastanien und als Ziel zum Beispiel eine Kuhle im Boden, einen aufgemalten Kreis oder in der Wohnung eine Bodenfliese. Je nach Bodenbeschaffenheit und Entfernung rollen oder werfen Sie die Kastanien in Richtung des Ziels. Spielen Sie mehrere Durchgänge. Sobald alle 3 Kastanien im Ziel landen, ändern Sie Ihren Standort und vergrößern den Abstand.

➲ **Dies trainiert die Auge-Hand-Koordination und die Bewegungssteuerung.**

Fingerspiel in der Jackentasche

Ein Volksglaube behauptet, dass eine Kastanie in der Hosentasche Rheumaerkrankungen vorbeugt. Zwar sind da sicherlich Zweifel angebracht, aber eines bewirkt eine Kastanie in der Hosentasche ganz sicher: Sie fungiert als Handschmeichler. So bringt sie ihre Besitzer automatisch dazu, die Finger in der Tasche zu bewegen. Stecken Sie sich also eine Kastanie in die Tasche und spielen Sie mit ihr. Wechseln Sie auch die Seiten: Mal liegt die Kastanie in der linken, mal in der rechten Tasche. Versuchen Sie, bei jedem Spielen bewusst an etwas Positives zu denken, das Ihnen heute begegnet ist.

➲ **Das ist gut für die Durchblutung des Gehirns, macht wach und fördert so die geistige Beweglichkeit. Die positiven Gedanken machen gute Stimmung.**

Wortsammlungen für jeden Tag

1. Führen Sie auf: Als was kann man Rosskastanien verwenden? Zum Beispiel als: Tierfutter ...
2. Sammeln Sie Früchte, die in den Herbst gehören. Beispielsweise: Eicheln ...
3. Nennen Sie alles, was braun ist. Was fällt Ihnen ein?
4. Überlegen Sie: Welche Gerichte lassen sich mit Esskastanien (Maronen) zubereiten?
5. Erstellen Sie ein Anagramm. Bilden Sie Wörter aus den Buchstaben K, A, S, T, N, I, E. Sie müssen nicht alle Buchstaben verwenden.
6. Suchen Sie Wörter, in denen die Buchstaben K, A, S, T, N, I, E nicht vorkommen.
7. Was können Sie mit Kastanien tun? Finden Sie Verben (Tätigkeitswörter). Zum Beispiel: sammeln ...

Mit diesen Übungen trainieren Sie Ihre Wortfindungsfähigkeit und Ihre Denkflexibilität.

Meditationsspirale

Gehen Sie in dieser Woche mit offenen Augen durch die Natur. Sammeln Sie unterwegs alles zu Kastanien Gehörige, was Ihnen begegnet: Rosskastanien, Edel- beziehungsweise Esskastanien (Maronen), deren Kapselfrüchte beziehungsweise sogenannte Fruchtbecher, Blätter, ...

Legen Sie aus diesen Materialien an einem ruhigen Ort im Freien oder auf einem Tisch in der Wohnung eine große Spirale. Beginnen Sie innen und setzen Sie die Spirale mit größer werdenden Ringen fort. Nehmen Sie jedes Stück in die Hand, betrachten Sie es und erinnern Sie sich, wann Sie es wo gefunden haben. Wie war die Umgebung? Wie das Wetter? Wer ist Ihnen auf der Tour begegnet?

Nachhaltig waschen

Rosskastanien enthalten Saponine. Das sind seifenähnliche Pflanzenstoffe (lateinisch *sapo* = Seife), die in wässriger Lösung Schaum bilden. Ihre Nutzung als Seife ist ein bisschen zeitaufwendig, aber nachhaltig. Wer es probieren möchte: Die einfachste Methode ist, 6 Kastanien in einem Säckchen samt Schale mit einem Hammer in kleine Stücke zu hacken, diese Masse in ein Schraubglas zu füllen und mit Wasser aufzugießen. Lassen Sie die Masse ein paar Stunden ziehen, bis sich ein milchiger Saft bildet. Sieben Sie dann den Saft mit einem feinen Sieb ab und verwenden Sie ihn zum Wäschewaschen.

Tipp: Maronen – wertvolle Delikatessen

Goldgelbe Wälder im Süden sind im Herbst ein Paradies für Maronensucher. Besonders in der Pfalz, rechts und links des Rheins im Elsass und in der Vorbergzone des Schwarzwalds prägen sie das Bild der Natur. Eigentlich hätten Esskastanien das Zeug zum Grundnahrungsmittel. Das sättigende, glutenfreie und basische Lebensmittel kann es mit Brot oder Nudeln aufnehmen. Mit ihrem leicht nussigen Aroma lassen sie sich mindestens so variantenreich zubereiten wie Kartoffeln und schmecken köstlich. Ursprünglich aus Kleinasien beziehungsweise dem Kaukasus stammend, werden sie heute in den warmen, mediterranen Ländern wie Italien, Spanien, Frankreich … gezüchtet und gezielt angebaut.

Genau genommen gibt es feine Unterschiede – Maronen sind die gezüchtete Variante der Edelkastanien. Die Inhaltsstoffe beider punkten unter anderem mit fettlöslichen B-Vitaminen, die das Gehirn unterstützen, und mit Kalium, das für die Übertragung von Nerven- und Muskelreizen wichtig ist und den Blutdruck reguliert.

Probieren Sie die leckeren Früchte mal – geröstet, als Gemüsebeilage, als Suppe oder Püree. Im Internet und bestimmt auch in einem Kochbuch finden Sie jede Menge Rezepte.

41

Hut ab!

Bewegter Start

Starten Sie täglich mit einer Bewegungsübung. Wählen Sie aus folgenden Aufgaben aus.

Als Material benötigen Sie 2 Trink- oder Joghurtbecher und 1 Ball (abhängig von der Bechergröße einen Tischtennis- oder Tennisball).

- Halten Sie in jeder Hand einen Becher, in einem befindet sich der Ball. Schütten Sie nun vor dem Körper den Ball stetig von einem Becher in den anderen um. Gehen Sie dabei langsam im Raum umher.
- Halten Sie in jeder Hand einen Becher, in einem befindet sich der Ball. Schütten Sie nun vor dem Körper den Ball stetig von einem Becher in den anderen um. Gehen Sie dabei langsam im Raum umher. Zählen Sie zusätzlich während des Gehens und Umschüttens rückwärts. Beginnen Sie bei 150 und ziehen Sie immer 3 Zahlen ab: 150, 147, 144 …

➲ **Mit dieser Doppelaufgabe (Dual Tasking) üben Sie, eine körperliche und eine geistige Aufgabe unter einen Hut zu bringen. Sie gewinnen so mehr Sicherheit im Alltag.**

- Becherball: Lassen Sie den Ball aus einer Hand auf den Boden oder einen Tisch fallen und fangen Sie ihn nach dem Aufprellen mit dem Becher in der anderen Hand wieder ein. Wechseln Sie dann die Hände und üben Sie immer abwechselnd rechts und links.
- Spielen Sie wieder Becherball, halten Sie allerdings in jeder Hand einen Becher. Werfen Sie den Ball aus einem Becher leicht hoch, lassen Sie ihn

auf dem Tisch oder Boden einmal aufprellen, und fangen Sie ihn danach mit dem anderen Becher ein.

➲ **Diese Übungen trainieren die Auge-Hand-Koordination und die Reaktionsschnelligkeit.**

Konzentrieren beim Hütchenspiel

Machen Sie es wie die Zauberer in den Straßen vieler Großstädte. Als Material benötigen Sie 3 Becher gleicher Farbe und eine Papierkugel.

- Stellen Sie die drei Becher mit der Öffnung nach unten vor sich hin. Legen Sie unter einen der Becher die kleine Papierkugel.
- Vertauschen Sie jetzt die Positionen der Becher nach und nach, benutzen Sie dazu beide Hände. Behalten Sie den Becher mit der Kugel im Blick und werden Sie mit den Spielzügen allmählich schneller. Wissen Sie selbst am Ende noch, unter welchem Becher sich die Papierkugel befindet?
- Noch anspruchsvoller wird die Aufgabe, wenn Sie zu zweit üben – Person A verschiebt, Person B beobachtet.

➲ **Diese Übung trainiert die Konzentration und die visuelle Wahrnehmung.**

Für diese Übung benötigen Sie mehrere Becher in unterschiedlichen Farben oder Joghurtbecher, die mit farbigen Markierungen versehen sind. Außerdem brauchen Sie noch einen Farbenwürfel und eine Reihe kleiner Gegenstände, von denen jeweils einer unter einen Becher passt. (Sie benötigen also mehr Gegenstände als Becher.)

- Würfeln Sie nun eine Farbe und legen Sie einen beliebigen Gegenstand unter den Becher dieser Farbe. Beim nächsten Wurf verfahren Sie ebenso, bis unter allen Bechern ein Gegenstand liegt. Werfen Sie eine Farbe erneut, gilt es, sich zu erinnern, was unter dem Becher mit dieser Farbe liegt, und den Gegenstand gegen einen neuen auszutauschen. Machen Sie mehrere Durchgänge mit immer wechselnden Becherinhalten.

➲ **Mit dieser Übung trainieren Sie Ihr Arbeitsgedächtnis.**

Wörter mit HUT

Suchen Sie Wörter, in denen die Buchstaben H, U und T vorkommen, egal an welcher Stelle und in welcher Reihenfolge. Beispiele: **T**A**U**C**H**EN, **H**AND**TU**CH …

Wortsammlungen für jeden Tag

1. Welche Arten von Kopfbedeckungen fallen Ihnen ein?
2. Überlegen Sie: Aus welchen Materialien lassen sich Hüte und andere Kopfbedeckungen machen?
3. Nennen Sie Berufe, in denen eine Kopfbedeckung getragen wird.
4. Überlegen Sie: Womit lässt sich ein Hut verzieren?
5. Welche Anlässe zum Huttragen kennen Sie?
6. Nun ist Kreativität gefragt: Wofür lässt sich ein Hut nutzen außer als Kleidungsstück?
7. Welche Redewendungen mit »Hut« kennen Sie?

➲ **Mit diesen Überlegungen trainieren Sie Ihre Wortfindungsfähigkeit und Ihre Denkflexibilität.**

Alles unter einem Hut?

Gelingt es Ihnen, im Alltag alles unter einen Hut zu bringen? Diese Fähigkeit wird in der Gesellschaft häufig als positiv angesehen. Doch ist sie das wirklich? Führt solch zwanghaftes Verhalten, irgendwie alles zu schaffen, was Sie selbst oder andere von Ihnen erwarten, nicht gelegentlich zu faulen Kompromissen? Bedeutet das nicht in manchem Fall, alles zu erledigen, aber nirgends komplett bei der Sache zu sein?

Wer achtsam mit sich selbst umgeht und zu einem gelingenden Selbstmanagement kommen möchte, tut gut daran, eine spezifische Art der Wahrnehmung zu entwickeln. Es geht darum, Bedingungszusammenhänge zu erkennen, das Ganze in den Blick zu nehmen, die Sicht gewissermaßen auf Weitwinkel einzustellen und so quasi ein Panoramabewusstsein zu erlangen.

Richten Sie in einer passenden Situation einmal bewusst Ihre Aufmerksamkeit auf konkrete Handlungsoptionen. Treffen Sie eine Entscheidung, bei der Sie vielleicht eine Aufgabe nicht oder zu einem anderen Zeitpunkt erledigen, aber dafür im Hier und Jetzt bleiben. Versuchen Sie, sich auf die eine Sache, die Ihnen wichtig ist, komplett zu konzentrieren und sie mit allen Sinnen zu erleben. Analysieren Sie anschließend Ihr Befinden. War dieses Verhalten besser als das, wenn Sie alles auf einmal bewältigen?

Tipp: Zuckerhut – süß oder herb-bitter

Beim Stichwort »Zuckerhut« denken die einen an den felsigen Berg von Rio de Janeiro, die anderen an das kegelförmige Zuckerprodukt, das für die Zubereitung einer Feuerzangenbowle unverzichtbar ist. Im Zusammenhang mit gesunder Ernährung spielt auch ein Zuckerhut eine wichtige Rolle: Gemeint ist das Fleischkraut, eine Zichorienart, das meist als Zuckerhut bezeichnet wird. Seinen Namen verdankt das Fleischkraut seiner Wuchsform, nicht seinem Geschmack! Die locker angeordneten Blätter des länglichen Kopfes passen mit ihrer herb-bitteren Note gut zu winterlichen Salatmischungen.

Dieser gesunde Zuckerhut schmeckt nicht nur roh, sondern auch gegart, gratiniert, gegrillt oder gekocht als Beilagengemüse. Er enthält die wertvollen Vitamine der B-Gruppe und Vitamin C, außerdem Kalium, das die Erregbarkeit und die Leitfähigkeit der Nerven fördert, sowie Kalzium für kräftige Knochen, für Muskeln und Nerven.

42

Pilgern, wandern, entschleunigen

Bewegter Start

Starten Sie täglich mit einer Bewegungsübung. Wählen Sie aus folgenden Aufgaben aus. Als Material benötigen Sie 1 Gehstock.

- Halten Sie den Gehstock waagerecht vor Ihren Körper. Eine Hand greift von oben, die andere von unten. Aus dieser Grundhaltung heraus greifen Sie nun im stetigen Wechsel mit Ihren Händen um, das heißt, beide Hände fassen den Gehstock immer gegengleich. Erhöhen Sie das Tempo allmählich bis zur höchstmöglichen Geschwindigkeit. Lassen Sie danach die Arme hängen und lockern Sie die Hände aus.

➲ **Diese Übung trainiert die Koordination, die Steuerungsfähigkeit und die Fingerfertigkeit.**

- Halten Sie den Gehstock senkrecht, indem Sie ihn mit einer Hand am unteren Ende umfassen. Lassen Sie nun Stück für Stück durch Fingerbewegungen den Stab nach unten gleiten, bis die Hand am oberen Ende des Gehstocks ankommt. Schieben Sie danach mit gleichem Vorgehen den Gehstock wieder nach oben, bis die Hand wieder in der Ausgangsstellung oben am Gehstock ankommt. Lockern Sie die Hand nun aus und machen Sie die Übung mit der anderen Hand.

➲ **Diese Übung trainiert die Fingerfertigkeit und die Handkraft.**

- Legen Sie den Gehstock auf den Boden und – am besten nach einer flotten Musik – steigen Sie im Stehen oder im Sitzen über den Gehstock: vorwärts und rückwärts oder mit Schritten nach rechts und links im schnellen Wechsel.

➲ **Diese Übung trainiert die körperliche Ausdauer und fördert die Informationsverarbeitung.**

Denkend unterwegs

Lösen Sie die folgenden Aufgaben beim Wandern oder Pilgern oder bei einem Spaziergang. Wer nicht ins Freie gehen kann, erledigt die Übungen drinnen und lässt wenigstens durchs geöffnete Fenster frische Luft herein.

- Stellen Sie sich ein beliebiges Wort vor Ihrem geistigen Auge vor, zum Beispiel »PILGERN«. Suchen Sie dann in der Umgebung, die Sie gerade durchqueren, Dinge mit den entsprechenden Anfangsbuchstaben. Beispielsweise: **P**latz, **I**gel, **L**ibelle, **G**arten, **E**sche, **R**egenbogen, **N**est. Danach suchen Sie sich ein weiteres Wort und gehen ebenso vor.

➲ **Diese Übung trainiert die visuelle Wahrnehmung und das Arbeitsgedächtnis.**

- Gehen Sie Schrittmuster! Denken Sie sich ein Schema aus, nach dem Sie in gleichmäßiger Folge Ihre Füße aufsetzen, siehe das Beispiel in der Abbildung. Stellen Sie sich dazu entweder ein Kästchenraster vor oder nutzen Sie Platten auf einem Gehweg oder Ähnliches. Gehen Sie eine Zeit lang in immer dieser Schrittfolge vorwärts.

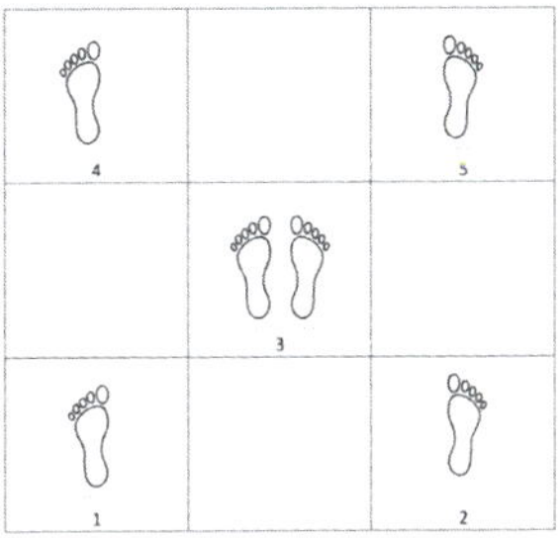

➲ **Das trainiert die Konzentration, die Koordination und das Gleichgewicht.**

- Suchen Sie sich im Vorbeigehen etwa im Sekundentakt eine Reihe von Dingen beziehungsweise Begriffen aus, zum Beispiel: Fenster, Tor, Baum, Bank. Sofort anschließend im Weitergehen wiederholen Sie diese Wörter, möglichst in der gleichen Reihenfolge, indem Sie sie in Gedanken oder laut sprechen. Machen Sie einige Durchgänge mit immer neuen Wortfolgen.

➲ **Das trainiert die Merkspanne und die Wortfindungsfähigkeit.**

Wortsammlungen für jeden Tag

1. Nennen Sie Begriffe rund ums Pilgern. Zum Beispiel: Herberge ...
2. Welche Wanderlieder kennen Sie?
3. Überlegen Sie: Was gehört in den Rucksack für eine Tageswanderung?
4. Welche Landschaften zum Wandern kennen Sie? Beispielsweise: Gebirge, Heide ...
5. Nennen Sie Übernachtungsmöglichkeiten bei mehrtägigen Wanderungen.
6. Welche Untergründe und Wegbeschaffenheiten fallen Ihnen ein? Zum Beispiel: Sand, Kies ...
7. Nennen Sie alles, was unterwegs bei einer Wanderung zu finden ist. Beispielsweise: Rastplatz, Bank ...

➲ **Mit diesen Überlegungen trainieren Sie Ihre Wortfindungsfähigkeit und Ihre Denkflexibilität.**

Wandern für die Seele

In einer schnelllebigen Welt mit Dauerbeschallung durch Medien, mit ständiger Erreichbarkeit, mit Lärm und hektischem Treiben tut es gut, mal völlig abzuschalten. Auf Schusters Rappen unterwegs zu sein, bedeutet nicht nur sanftes Ausdauertraining an frischer Luft. Zu Fuß zu gehen, heißt, Langsamkeit erleben, Verborgenes entdecken an sich selbst und in der Natur, innehalten und zur Ruhe kommen. Die monotone und gemächliche Bewegung lässt den Körper entspannen und schafft im Kopf Raum zum Nachdenken.

Das gleichmäßige Gehen versetzt so manche Wanderer und Pilgerinnen in meditative Stimmung. Fernab von Ablenkungen konzentriert sich der Blick aufs Wesentliche, lässt Dankbarkeit aufkommen für das, was im Alltag selbstverständlich erscheint. Und ganz nebenbei bringen Bewegung und frische Luft das Gehirn zu neuen Sichtweisen und Ideen für alte Probleme, Konflikte und Aufgaben.

Also: Schnüren Sie die Wanderschuhe, machen Sie sich auf den Weg, »seien Sie mal weg«!

Tipp: Klug essen beim Wandern

Für den Marsch über Stock und Stein braucht der Körper Energie aus geeigneten Lebensmitteln. Was konkret gebraucht wird, hängt von der Länge und der Art der Wanderung ebenso ab wie von der Region und vielen weiteren Faktoren. Doch es gibt ein paar allgemeine Regeln.

Schon am Vorabend einer Tageswanderung beginnt das kluge Essen. Leicht verdauliche Kohlenhydrate wie Nudeln, Reis und Gemüse, kombiniert mit eiweißhaltigem Fleisch oder Fisch liefern die nötige Energie. Beim Frühstück stärken Müsli, Vollkornbrot und Obst für den Tag. Für unterwegs gehört Proviant als Notfallversorgung in den Rucksack, auch wenn es unterwegs Einkehrmöglichkeiten gibt. Vollkornbrot, Kohlrabi, Gurken oder Paprika sättigen und erfrischen. Äpfel spenden zwischendurch schnelle Energie. Spezielle Sport- oder Müsliriegel brauchen kaum Platz und liefern die Nährstoffe einer ganzen Mahlzeit. Vergessen Sie niemals eine gut gefüllte Trinkflasche mit Wasser, verdünntem Apfelsaft oder ungesüßtem Tee! So ausgerüstet kann ein Schild »Heute Ruhetag« niemanden schrecken.

43

Wein – Natur in Flaschen

Bewegter Start

Starten Sie täglich mit einer Bewegungsübung. Wählen Sie aus folgenden Aufgaben aus.

Als Material benötigen Sie mehrere Flaschenkorken und 1 kleinen Ball.

Übungen mit 1 Korken:

- Rollen Sie den Korken zwischen den Handflächen bis zu den Fingerspitzen und bis an die Handwurzel.
- Rollen Sie den Korken auf dem Tisch hin und her, benutzen Sie dabei die rechte und die linke Hand im Wechsel.
- Stellen Sie den Korken aufrecht auf einen Tisch. Heben Sie nun nacheinander die Finger einer Hand einzeln darüber, ohne den Korken umzuwerfen. Üben Sie mit beiden Händen im Wechsel.
- Werfen Sie den Korken über eine kurze Distanz von einer Hand in die andere, möglichst ohne hinzusehen. Versuchen Sie das auch, während Sie sich langsam fortbewegen.

Übungen mit mehreren Korken und 1 Ball:

- Stellen Sie die Korken mit Abständen dazwischen aufrecht auf dem Tisch zu einem Parcours auf. Bewegen Sie nun über diese »Slalomstrecke« den kleinen Ball. Setzen Sie dazu nur Ihre Fingerkuppen auf die Balloberfläche und bewegen Sie den Ball durch Fingerbewegungen durch den Parcours, ohne die Korken umzuwerfen. Wechseln Sie dann die Hand.

- Fügen Sie die Korken zu einem möglichst hohen Gebilde zusammen. Wie viele Korken können Sie verbauen, bis Ihre Konstruktion umfällt?

➲ **Diese Übungen trainieren die Beweglichkeit, die Geschicklichkeit, die Steuerungsfähigkeit, die Auge-Hand-Koordination und fördern die Hirndurchblutung.**

Ordnung im Weinregal

Nehmen Sie einen Prospekt aus dem Supermarkt oder einer Weinhandlung oder eine Anzeigenseite aus der Zeitung mit umfangreichem Weinangebot zur Hand. Betrachten Sie die verschiedenen Weine eine Zeit lang intensiv.

Sortieren Sie anschließend diese Weinflaschen in einem imaginären Weinregal nach unterschiedlichen Merkmalen. Dazu bringen Sie sie in immer neue Reihenfolgen durch Antippen oder Beziffern, zum Beispiel nach Preis, Alphabet, Rebsorten, Lagen und so weiter. Finden Sie weitere Sortiermöglichkeiten.

➲ **Diese Übung trainiert die Strukturbildung und die Informationsverarbeitung. Das hilft dabei, im Alltag Informationen besser zu organisieren.**

Etikett gestalten

Suchen Sie sich einen Wein aus, dessen Etikett Ihnen überhaupt nicht gefällt. Werden Sie kreativ und skizzieren Sie ein neues Etikett, das Sie anspricht und mit dem Sie diesen Wein womöglich kaufen würden.

➲ **Selbst wenn Sie glauben, nicht zeichnen oder malen zu können, allein der Versuch setzt in Ihrem Gehirn Fantasie und kreatives Potenzial frei.**

Wortsammlung für jeden Tag

1. Welche Rebsorten – einheimische und internationale – kennen Sie?
2. Welche Anlässe zum Weintrinken fallen Ihnen ein?
3. Kennen Sie Trinklieder und Redewendungen rund um den Wein?
4. Nennen Sie alles, was zum Wein schmeckt.
5. Führen Sie Begriffe und Berufe rund um den Wein auf.
6. Wissen Sie, welche Obstsorten es im heimischen Hofladen, in der Markthalle oder im Supermarkt gibt? Zum Beispiel: Heidelbeeren ...
7. Sie haben kein Glas zur Hand. Überlegen Sie: Woraus sonst könnten Sie Wein trinken?

➲ Mit diesen Übungen trainieren Sie Ihre Wortfindungsfähigkeit und Ihre Denkflexibilität.

Meditieren mit Rosinen

Als Material benötigen Sie 2 Rosinen, Stift und Papier.

Ziehen Sie sich mit Ihrem Material an einen ruhigen Ort zurück. Schließen Sie die Augen, atmen Sie tief durch und nehmen Sie dann die erste Rosine in die Hand.

Konzentrieren Sie sich vollständig auf Ihre Wahrnehmungen. Wie fühlt sich die Oberfläche der Rosine an? Bewegen Sie sie zwischen den Fingern. Wie ist ihre Konsistenz – weich, hart ...? Was sonst lässt sich ertasten?

Danach wenden Sie sich dem Geruch der Rosine zu, saugen ihn intensiv ein. Welche Erinnerungen verbinden Sie mit dem Geruch?

Erst nachdem Sie intensiv in Düften geschwelgt haben, öffnen Sie die Augen und betrachten Sie die Rosine wie ein neugieriges Kind, das eine Rosine zum ersten Mal sieht. Achten Sie auf Farbe, Oberfläche und so weiter.

Können Sie mit der Rosine auch Geräusche erzeugen?

Nehmen Sie schließlich die Rosine zwischen die Lippen, erforschen sie mit der Zunge, spüren sie am Gaumen, beißen hinein, schmecken die Flüssigkeit ...

Schreiben Sie ganz am Ende all Ihre Sinneseindrücke auf. Wie ist die Rosine? Finden Sie Adjektive (Eigenschaftswörter) und notieren Sie alle Begriffe.

Die zweite Rosine können Sie essen – einfach so, aber mit Achtsamkeit, als wäre es das köstlichste Nahrungsmittel der Welt.

Tipp: Weintrinken fürs Gehirn? Ein Mythos …

Das viel gepriesene tägliche Glas Rotwein für die Gesundheit ist ein Mythos, der sich trotz anderslautender wissenschaftlicher Erkenntnisse hartnäckig hält. Tatsächlich geht regelmäßiger Alkoholgenuss langfristig mit einem Gewebeschwund im Hippocampus einher, einem Teil des Gehirns, der für das Einspeichern neuer Inhalte ins Gedächtnis wichtig ist. Studien der Universität Oxford ergaben, dass auch moderater Alkoholkonsum keinen Vorteil für die Kognition bringt und keine schützende Funktion für das Gehirn hat, also nicht besser ist als Abstinenz.

Gleichwohl gibt es Studien von der Universität Yale, die eine hirnstimulierende Wirkung des Weintrinkens wissenschaftlich belegen. Dabei geht es jedoch nicht um den Alkoholgehalt des Rebensafts, sondern um den Prozess des Schmeckens. Der Neurowissenschaftler Gordon Shepherd erläutert diesen Vorgang mit dem Herumwirbeln des Getränks im Mund, dem Bewegen der Zungenmuskeln, dem Aktivieren der Geschmacksknospen, der Verknüpfung mit Emotionen und so weiter. Er erklärt, dass dieser Prozess das Gehirn stärker stimulieren kann als Musikhören oder das Lösen einer Mathematikaufgabe. Gehen Sie also beim Weintrinken ähnlich achtsam vor wie bei der Rosinenmeditation!

44

Pause – Unterbrechung zum Erholen

Bewegter Start

Starten Sie täglich mit einer Bewegungsübung. Wählen Sie aus folgenden Aufgaben aus.

- Gehen Sie am Platz – mit Musik macht das mehr Spaß! Bewegen Sie sich am Platz gehend eine Zeit lang so schnell, dass Sie sich fordern. Machen Sie dann eine kurze Verschnaufpause und starten Sie danach zum nächsten Durchgang. Verlängern Sie allmählich die Gehphasen. Wie lange halten Sie durch?
- Gehen Sie im Freien eine Minute lang so schnell Sie können. Pausieren Sie danach, bis Ihre Atemfrequenz wieder normal ist. Dann folgt die nächste Gehminute. Machen Sie mehrere solcher Durchgänge.

➲ **Diese Übungen trainieren die Ausdauer, fördern die Durchblutung und verbessern die Informationsverarbeitungsgeschwindigkeit.**

- Wählen Sie einen Ihnen vertrauten Spazierweg und gehen Sie ihn zügig. Machen Sie zwischendurch Pausen. Verweilen Sie einen Moment auf einer Bank, bleiben Sie auf einer Lichtung stehen, betrachten Sie Ihre Umgebung. Entdecken Sie etwas, was Ihnen bisher nie aufgefallen ist?

➲ **Diese Übung trainiert die visuelle Wahrnehmung und die Aufmerksamkeit.**

- Bewegen Sie sich draußen oder in der Wohnung auf einem überschaubaren Weg; zum Beispiel: Vom Baum – zum Brunnen – zum Vogelhaus – zur Bank … oder: Vom Küchenschrank – zum Sofa – zum Bett – zum Waschbecken … Merken Sie sich die einzelnen Stationen. Legen Sie danach eine kurze Pause ein, in der Sie aufzählen, was Sie heute schon alles gegessen haben. Danach gehen Sie Ihren Weg möglichst mit allen Stationen noch einmal.

➲ **Das trainiert neben der körperlichen Ausdauer die Basis-Lerngeschwindigkeit.**

Erinnern – mit und ohne Pausen

Nehmen Sie Papier und Stift zur Hand.

- Schreiben Sie zunächst in 10 bis 15 Zeilen untereinander jeweils eine beliebige Zeichenfolge aus Ziffern und Buchstaben, zum Beispiel: 3 – H – n – 9 – G. Beginnen Sie mit drei bis vier Zeichen je Zeile und steigern Sie sich während der Woche langsam; schreiben Sie immer ein Zeichen mehr, als Sie sich sicher merken können, im Idealfall bis zu sechs oder sogar sieben Zeichen pro Zeile.
- Im nächsten Schritt lesen Sie jeweils eine Zeile etwa im Sekundentakt, eine Sekunde je Zeichen. Sofort anschließend, ohne Pause, schreiben Sie auf, welche Zeichen Ihnen noch in Erinnerung sind. Bearbeiten Sie so alle 10 bis 15 Zeilen.

➲ **Mit dieser Übung trainieren Sie Ihre Merkspanne.**

- Schreiben Sie eine Reihe beliebiger Begriffe auf, die möglichst keinen inhaltlichen Zusammenhang haben. Zum Beispiel: Auto, Flasche, Nest … Starten Sie mit einer niedrigen Anzahl von Begriffen und steigern Sie sich im Laufe der Woche langsam mit immer neuen Wortreihen. Lesen Sie Ihre Wortsammlung bewusst und speichern Sie die Informationen langsam ein. Danach machen Sie eine kurze, aktive Pause, buchstabieren Sie zum Beispiel ein langes Wort rückwärts. Anschließend schreiben Sie auf, an welche Begriffe Sie sich erinnern. Machen Sie mehrere Durchgänge mit Einspeichern, Pause und Abrufen. Verlängern Sie von Mal zu Mal die Pausen.

➲ **Diese Übung trainiert Ihre Basis-Lerngeschwindigkeit; so können Sie im Alltag Ihre To-do-Listen besser im Kopf behalten.**

Aufgaben für jeden Tag

1. Überlegen Sie: Wobei treten im Alltag kleine (Zwangs-)Pausen ein? Zum Beispiel: bei einer roten Ampel …
2. Versetzen Sie sich zurück in Ihre Kindheit. Was mochten Sie damals gern auf Ihrem Pausenbrot?
3. Sammeln Sie Wörter, die am Anfang, in der Mitte oder am Ende »PAUSE« enthalten.
4. Wissen Sie, welche Geräte in Ihrem Haushalt eine Pause-Taste haben?
5. Wie verbringen Sie eine Theaterpause oder eine Spielpause beim Fußball?
6. Überlegen Sie: Wie lässt sich an einem Fernsehabend eine Werbepause nutzen?
7. Welche anderen Begriffe für »Pause« fallen Ihnen ein?

➲ **Mit diesen Übungen trainieren Sie Ihre Wortfindungsfähigkeit und Ihre Denkflexibilität.**

Pausen für die Achtsamkeit

Gehen Sie an einem normalen Wochentag abends Ihren Tagesablauf einmal Stück für Stück in Gedanken durch. Gab es zwischendurch genügend Atempausen? Aktivität ist wichtig, aber die Balance von Aktivität und Ruhe sollte stimmen. Das heißt, Sie sollten ab und zu innehalten und gezielt pausieren. Manchmal genügt eine Mikropause von wenigen Sekunden, um Einflüsse bewusst werden zu lassen. Achten Sie auf sich und bauen Sie mehrmals täglich solche Momente ein. Das hilft beim Entschleunigen des Alltags.

Tipp: Intervallfasten – Stunden zählen statt Kalorien

Man kann auch mit der Nahrungszufuhr mal pausieren. Das Konzept des Intervallfastens liegt aktuell im Trend. Alle Arten des Intervallfastens folgen dem Prinzip, für einen gewissen Zeitraum auf Nahrungsaufnahme zu verzichten und sich in der übrigen Zeit nach Belieben zu ernähren. Das bedeutet zum Beispiel: Zwischen 10 und 18 Uhr darf man essen, danach wird 16 Stunden gefastet. Ungesüßte Getränke wie Tee und Wasser sind durchgängig erlaubt.

Ein Ziel des Intervallfastens ist die Gewichtsreduktion. Viele wählen diese Ernährungsform auch als gesundheitsfördernde Maßnahme. Dabei ist die Wirkung aus wissenschaftlicher Sicht noch vage. Bisherige Studien deuten auf gesunde, teils heilsame Effekte hin, basieren jedoch auf nur wenigen klinischen Studien an Menschen. Ergebnisse aus Tierstudien zeigen ein verringertes Risiko für einige chronische Erkrankungen wie Diabetes mellitus Typ 2, Herz-Kreislauf-Erkrankungen und so weiter. Eine US-Studie an Mäusen deutete auf verbesserte Gedächtnisfunktionen im Zusammenhang mit Intervallfasten hin.

Aber Achtung: Die Methode des Intervallfastens eignet sich zur gelegentlichen Anwendung für gesunde Erwachsene. Bei Erkrankungen sollte man den Arzt fragen!

45

Telefon – »Ruf doch mal an …«

Bewegter Start

Starten Sie täglich mit einer Bewegungsübung. Wählen Sie aus folgenden Aufgaben aus.

Als Material benötigen Sie 10 Zettel mit jeweils einer Ziffer von 0 bis 9 und eventuell 1 Telefonbuch.

- Setzen Sie sich an einen Tisch und legen Sie die Zettel mit den Ziffern auf dem Tisch aus wie eine riesige Wählscheibe auf einem alten Telefon (oben rechts mit der 1 beginnend gegen den Uhrzeigersinn und mit der 0 unten rechts nach der 9). Legen Sie die Zettel so weit entfernt, dass Sie sich strecken müssen, um alle zu erreichen. »Wählen« Sie nun verschiedene Telefonnummern, indem Sie die entsprechenden Ziffern antippen. Dabei können Sie solche Nummern wählen, die Sie auswendig wissen, oder solche, die Sie sich aus dem Telefonbuch auswählen. Tippen Sie gerade Zahlen mit der rechten und ungerade Zahlen mit der linken Hand an.
- Setzen Sie sich an einen Tisch und legen Sie die Zettel mit den Ziffern auf dem Tisch aus – nun allerdings sollen die Zettel in der Anordnung als Nummernblock wie auf einem Tastentelefon liegen – das heißt: in vier Reihen, oben links liegt die 1, in der zweiten Reihe links die 4, in der dritten Reihe liegt rechts die 9 und in der untersten Reihe liegt nur die 0 auf dem Tisch.

- Eine Variante: Legen Sie den Zettel-Nummernblock auf den Boden. Jetzt wird mit den Fußspitzen getippt.

➲ **Diese Übungen trainieren die Beweglichkeit im Arm-Schulter-Gürtel beziehungsweise die von Beinen und Hüftgelenken sowie die Informationsverarbeitung.**

- Legen Sie die Ziffern in einem ganzen Raum aus: einen auf die Fensterbank, einen ins Regal, einen auf die Anrichte und so weiter – ohne erkennbare Reihenfolge, völlig durcheinander. Nun »wählen« Sie wieder Telefonnummern, indem Sie in entsprechender Reihenfolge zu den Ziffern gehen und diese kurz antippen.

➲ **Diese Übung trainiert das Arbeitsgedächtnis und die räumliche Orientierung.**

Telefonbuch-Training

Nehmen Sie ein altes Telefonbuch, Papier und Stift zur Hand.

- Schlagen Sie eine beliebige Seite im Telefonbuch auf. Streichen Sie dort nach täglich wechselnder eigener Vorgabe bestimmte Buchstabenkombinationen in den Namen an, zum Beispiel: »st« oder »ng«. Oder streichen Sie Ziffernkombinationen wie »12«, »23«, »34« und so weiter an. Arbeiten Sie dabei zügig. Machen Sie am Ende einen zweiten Durchgang zur Kontrolle, um zu sehen, ob Sie etwas übersehen haben. Finden Sie nichts mehr, werden Sie beim nächsten Mal schneller.

➲ **Diese Übung trainiert Ihre Informationsverarbeitungsgeschwindigkeit.**

- Nun brauchen Sie ausschließlich die Telefonnummern aus dem Telefonbuch. Sehen Sie sich Zeile für Zeile im Telefonbuch immer eine Telefonnummer an. Betrachten Sie dabei jede Ziffer etwa eine Sekunde lang, also vier Sekunden für eine vierstellige Nummer, sechs für eine sechsstellige. Schreiben Sie sofort anschließend die jeweilige Ziffernfolge auf Ihr Papier und vergleichen Sie anschließend, ob alles stimmt. Beginnen Sie mit drei- oder vierstelligen Nummern und nehmen Sie sich immer eine Ziffer mehr vor, als Sie sicher behalten können. Sind die Nummern im Buch länger, hören Sie einfach früher mit dem Lesen auf und nehmen nur die ersten Ziffern.

➲ **So trainieren Sie Ihre Merkspanne. Vermeiden Sie alle Arten von Strategien. Es geht darum, den Zeitraum zu verlängern, in dem Sie sich etwas bewusst verfügbar halten können (zum Beispiel von 4 Sekunden auf 6 Sekunden), nicht darum, mehr Ziffern zu behalten.**

Aufgaben für jeden Tag

1. Welche Funktionen nutzen Sie an Ihrem Telefon? Sammeln Sie.
2. Suchen Sie Wörter rund ums Telefonieren. Zum Beispiel: Auskunft, Rückruf, Leitung …
3. Wo überall gab es früher in Ihrer Umgebung öffentliche Telefone? Stellen Sie eine Liste zusammen.
4. Erinnern Sie sich an Ihre letzten zehn Telefonate: Mit wem haben Sie gesprochen und um was ging es? Erstellen Sie eine Liste, wen Sie in dieser Woche anrufen wollen.
5. Schreiben Sie eine Liste mit den für Sie wichtigsten Telefonnummern. Zum Beispiel die von Angehörigen, dem Notruf, einem Arzt …
6. Mit welchem prominenten Menschen würden Sie gern einmal am Telefon plaudern? Überlegen Sie, wonach Sie fragen würden.
7. Sammeln Sie Orte, an denen Telefonieren nicht erlaubt ist oder wo Sie es unpassend finden.

➲ **Mit diesen Übungen trainieren Sie Ihre Wortfindungsfähigkeit und Ihre Denkflexibilität.**

Handyfasten für die Achtsamkeit

Die Zeiten, in denen nur Jugendliche und junge Erwachsene am Handy hängen, sind lange vorbei. Die ältere Generation hat in dieser Hinsicht enorm aufgeholt. Daher gilt auch für Senioren: Man sollte sich von Zeit zu Zeit digital entgiften! Dazu genügt es schon, Ton und Vibrationsalarm des Handys abzuschalten. Das Mobiltelefon trotzdem mitzunehmen, dient der Sicherheit. Sich den ständigen Blick aufs Display zu verkneifen, kann dagegen zeitweise sehr erholsam sein. Die Welt dreht sich weiter, auch ohne WhatsApp-Nachrichten und soziale Netzwerke. Nehmen Sie sich in dieser Woche doch einfach mal vor, das Handy eine bestimmte Zeit lang nicht zu beachten – an einem Tag oder zu festgelegten Stunden jeden Tag – ganz nach Ihren Bedürfnissen. Und vergessen Sie nicht, sich anschließend bewusst zu machen, ob oder wie dieses enthaltsame Verhalten Ihren Alltag verändert hat.

Tipp: Gesund ernähren per Telefon

Hier ist keineswegs der Anruf beim Lieferservice gemeint! Heutige Telefone können so viel mehr als nur Anrufe ermöglichen. Wer ein Smartphone besitzt, kann damit unter anderem die eigene Ernährung managen – vom Einkauf über den Menüplan bis hin zur Kontrolle von Nährwert, Gewichtskurve und so weiter. Wer wenig Durst empfindet und das Trinken vergisst, kann sich beispielsweise über die Erinnerungsfunktion des Handys darauf aufmerksam machen lassen.

Ungezählte Apps, kostenfreie und kostenpflichtige, gehen auf unterschiedliche Bedürfnisse ein. Wer einen seriösen Überblick sucht, findet eine Sammlung geeigneter Apps rund um Essen und Trinken zum Beispiel unter: https://www.in-form.de/wissen/apps-rund-ums-essen-und-trinken/

46

Einladung zum Tee – »It's Tea Time«

Bewegter Start vor der ersten Tasse Tee

Starten Sie täglich mit einer Bewegungsübung. Wählen Sie aus folgenden Aufgaben aus.

Für folgende Übungen benötigen Sie als Material 1 Liegematte oder 1 Bett.

Diese Übung ist anstrengend, unterstützt aber wichtige Alltagsbewegungen enorm.

- Legen Sie sich auf den Rücken (auf eine Liegematte oder auf das Bett), stellen Sie die Beine an, die Arme liegen seitlich neben dem Körper.
- Heben Sie aus dieser Ausgangsposition langsam Kopf, Schultern und Arme wenige Zentimeter von der Matte oder dem Bett ab und versuchen Sie, sie geradeaus in Richtung der Knie zu führen. Der Blick ist dabei nach vorn oben gerichtet.
- Lassen Sie sich behutsam wieder in die Ausgangslage zurückgleiten.
- Legen Sie sich auf den Rücken, stellen Sie die Beine an, die Arme liegen seitlich neben dem Körper.
- Führen Sie nun Kopf, Schultern und Arme schräg in Richtung des linken Knies und gleiten Sie dann wieder zurück in die Ausgangsposition. Machen Sie die Übung dann zur rechten Seite.

➲ **Diese Übungen kräftigen die Bauchmuskulatur.**

Für die folgende Übung benötigen Sie als Material 1 Stuhl.

- Setzen Sie sich auf der Sitzfläche des Stuhls ziemlich nach vorne, die Füße stehen schulterbreit auseinander. Gehen Sie nun in eine kleine Schrittstellung, das heißt, ein Fuß steht mit der ganzen Sohle auf dem Boden, der andere leicht nach hinten versetzt auf dem Fußballen. Beugen Sie nun den Rumpf leicht vor, der Rücken ist gerade, der Blick nach vorn gerichtet.
- Stehen Sie jetzt ohne Schwung und möglichst so auf, ohne sich mit den Armen abzudrücken – es reicht auch, wenn Ihr Gesäß kurz von der Sitzfläche abhebt –, und setzen Sie sich sofort anschließend langsam wieder hin.
- Wiederholen Sie diese Übung und setzen Sie abwechselnd mal den rechten und mal den linken Fuß nach vorn.
- Wer die Übung ohne Armunterstützung beherrscht, kann sich an eine sehr schwierige Variante wagen: Stehen Sie auf einem labilen Untergrund auf. Dazu legen Sie eine zusammengefaltete Decke oder ein Balancekissen auf den Boden. Um eine Rutschgefahr zu vermeiden, sollten Sie diese Variante nur auf einem Teppich oder einer Antirutschmatte durchführen.

➲ Diese Übung kräftigt die Oberschenkelmuskulatur.

Was mag Willi? (Ein Wörterrätsel)

Was mag Willi? Was mag er, was mag er nicht?

Willi mag keinen Tee, aber Kaffee.

Weitere Beispiele: Er mag keine Spaghetti, aber Nudeln. Er mag keine Butter, aber Margarine. Er mag keinen Pfefferminztee, aber Pfefferminze. Er mag Kuchen, aber kein Brot. Die Lösung finden Sie auf Seite 253.

Überlegen Sie sich weitere Wörterrätsel, was Willi wohl mag und nicht mag …

Teekreationen mit Fantasie

Kreieren Sie eine eigene Teemischung und gestalten Sie dafür einen Teebeutel-Anhänger. Wie nennen Sie Ihre neue Teesorte?

Wortsammlungen für jeden Tag

1. Welche Länder und Regionen, die für ihren Teeanbau oder Teekonsum bekannt sind, kennen Sie?
2. Zählen Sie Teesorten auf. Zum Beispiel: Apfeltee, Wermuttee …
3. Erstellen Sie eine Liste mit Teesorten, die sich als Hausmittel bei Krankheiten bewährt haben.
4. Nennen Sie Begriffe rund um den Tee – von **A**ufgussbeutel bis **Z**ucker.
5. Überlegen Sie: Wie viele Wörter gibt es, die mit »ee« enden – außer Teesorten?
6. Suchen Sie möglichst viele Wörter, die in der Wortmitte »ee« enthalten.
7. Bilden Sie aus den Buchstaben des Wortes »TEEZEREMONIE« neue Wörter! Dazu müssen Sie nicht alle Buchstaben verwenden.

➲ **Mit diesen Überlegungen trainieren Sie Ihre Wortfindungsfähigkeit und Ihre Denkflexibilität.**

Teezeremonie am Morgen

Beginnen Sie den Tag mit dem Zubereiten und Trinken von Tee als Zeremonie. Wählen Sie achtsam das Wasser aus – kommt es aus der Leitung, lassen Sie es morgens aus dem Hahn erst einmal kurz ungenutzt abfließen. Denn steht Wasser mehrere Stunden in den Leitungen oder im Boiler, können sich Inhaltsstoffe des Leitungsmaterials darin gelöst haben.

Füllen Sie einen Behälter mit Wasser und beobachten Sie, wie es sich langsam erhitzt, welche Geräusche es macht, wie es anfängt zu kochen und sich durch gleichmäßiges Blubbern bemerkbar macht.

Stellen Sie sich eine Kanne oder eine Tasse zurecht.

Wenn Sie sich eine ganze Kanne Tee zubereiten möchten, spülen Sie sie mit heißem Wasser aus – dadurch wird die Kanne vorgewärmt.

Bereiten Sie einen Kräutertee zu, verreiben Sie die Blätter und Blüten zwischen den Fingern und füllen Sie sie in einen Siebeinsatz oder großen Papierfilter. Geben Sie diesen in die Kanne und gießen Sie das heiße Wasser langsam darüber. Lassen Sie den Kräutertee einige Minuten lang ziehen.

Servieren Sie sich den fertigen Tee in Ihrer Lieblingstasse und genießen Sie ihn an Ihrem Lieblingsplatz. Halten Sie die Tasse in der Hand, spüren Sie die wohlige Wärme, riechen Sie den Duft der Kräuter – und genießen Sie das Getränk ganz langsam, Schluck für Schluck.

Wellness aus der Küche: Tee als Pflegemittel für die Haut

Grüner Tee hilft bei strapazierter, unreiner und geröteter Haut. Dafür einfach ein Wattepad in lauwarmen grünen Tee tunken und die Haut damit betupfen.

Bei Sonnenbrand kann man ein Tuch mit abgekühltem grünem Tee durchfeuchten und etwa 15 Minuten auf die betroffene Stelle legen.

Bei geschwollenen Augen helfen zwei Teebeutel mit grünem oder schwarzem Tee, die man kurz mit heißem Wasser übergießt und dann für zehn Minuten ins Gefrierfach packt. Anschließend legt man die kalten Teebeutel auf die Augenpartien.

Die Rinde des Lapacho-Baums enthält neben dem Lapacho noch Kalium, Kalzium, Eisen und andere Spurenelemente wie Jod und Barium. Ein mit Lapacho-Tee angereichertes Badewasser versorgt die Haut von außen mit diesen Mineralstoffen.

In Matetee findet sich neben Koffein, Theobromin, ätherischen Ölen, Gerbsäure und Chlorophyll unter anderem ein hoher Anteil verschiedener Vitamine. Außerdem wirkt er hungerstillend, deshalb wird er als Hilfsmittel beim Abnehmen empfohlen.

Notizen

47

Malen – ein Bild sagt mehr als tausend Worte

Bewegter Start

Starten Sie täglich mit einer Bewegungsübung. Wählen Sie aus folgenden Aufgaben aus.

»Malen« Sie die Acht mit einzelnen Körperteilen:

- Strecken Sie einen Arm aus, der Daumen zeigt nach oben. Blicken Sie nun auf Ihren Daumen und fahren Sie damit eine liegende Acht nach: erst rechtsherum, dann linksherum. Wechseln Sie danach den Arm.
- Strecken Sie beide Arme aus und legen Sie Ihre Handflächen aneinander. Zeichnen Sie nun in dieser Stellung mit beiden Armen zugleich eine Acht in die Luft.
- Stellen Sie sich hin und lassen Sie die Arme neben dem Körper hängen. Zeichnen Sie nun mit der rechten Schulter, dann mit der linken Schulter und am Ende mit beiden Schultern zugleich eine Acht. Diese Übung können Sie auch im Sitzen durchführen.
- Malen Sie mit dem Brustkorb eine liegende Acht.
- Stellen Sie sich hin und heben Sie ein ausgetrecktes Bein. Bei Standunsicherheit können Sie sich hier und auch während der weiteren Übungen zum Beispiel an einer Stuhllehne festhalten. Malen Sie nun mit diesem ausgestreckten Bein eine vertikale Acht in die Luft. Ist Ihnen das gelungen, machen Sie die Übung mit dem anderen Bein. Diese Übung können Sie auch im Sitzen durchführen.

- Stellen Sie sich hin und strecken Sie ein Bein. Malen Sie dann mit dem rechten Fuß eine Acht in die Luft. Wechseln Sie nach einer Weile zum anderen Fuß. Diese Übung können Sie auch im Sitzen durchführen.

➲ **Achtung: Zwischen den einzelnen Übungen sollten Sie die betreffenden Körperteile immer wieder schütteln beziehungsweise lockern.**

- Stellen Sie sich hin und verlagern Sie Ihr Gewicht auf Ihr rechtes Bein. Malen Sie nun mit dem linken Bein eine liegende Acht in die Luft und zeichnen Sie gleichzeitig mit der rechten Hand einen Kreis in die Luft. Nehmen Sie danach das andere Bein und den anderen Arm. Variante: Malen Sie mit der Hand eine Acht und dem Bein einen Kreis.

➲ **Diese Übungen trainieren die Koordination und die Konzentration.**

Spiegelbildlich zeichnen

Nehmen Sie in jede Hand einen Stift und malen Sie mit beiden Händen gleichzeitig ein Ornament, eine Form, einen Gegenstand ... Wodurch unterscheiden sich die beiden Motive?

➲ **Das trainiert die Konzentration und die Koordination.**

Wortsammlungen für jeden Tag

1. Welche Synonyme (andere Wörter) für »malen« kennen Sie? Zum Beispiel: abbilden, skizzieren ...
2. Nennen Sie Malutensilien – von **A**crylfarben bis **Z**eichenbrett.
3. Welche unterschiedlichen Maltechniken fallen Ihnen ein? Beispielsweise: Aquarellmalerei ...
4. Welche bekannten Kunstmaler kennen Sie?

5. Nennen Sie Berufe, in denen Malen und/oder Zeichnen eine Rolle spielen.
6. Überlegen Sie: Auf welche Untergründe kann man malen?
7. Welche Kunstmuseen sind Ihnen bekannt?

➲ **Mit diesen Überlegungen trainieren Sie Ihre Wortfindungsfähigkeit und Ihre Denkflexibilität.**

Meditatives Malen: Zentangle®, Zendoodle und Co.

Malbücher für Erwachsene sind seit einigen Jahren der ganz große Hit. Zentangle®, eine meditative Form des Zeichnens, wurde 2006 in den USA von Rick Roberts und Maria Thomas erfunden und entwickelte sich binnen kurzer Zeit zum Trend. Der geschützte Markenname leitet sich ab von *Zen* (= die Gedanken zur Ruhe kommen lassen) und *tangle* (= Gewirr, Verschlingungen). Inzwischen gibt es noch weitere Formen dieser Methode, bei der es im Wesentlichen darum geht, sich auf das Musterzeichnen zu konzentrieren und dabei zu entspannen.

Steht beim Zentangle® das strukturierte Zeichnen nach bestimmten vorgegebenen Methoden und Regeln im Vordergrund, müssen beim Zendoodeln (von englisch *doodle* = kritzeln) keine Rahmenbedingungen eingehalten werden.

Üblicherweise werden die kleinen Zeichnungen auf einem quadratischen Stück Papier angefertigt, zum Beispiel in der Größe 9 × 9 Zentimeter. Einen Bleistift zum Vorzeichnen sowie einen Fineliner (Filzstift mit dünner Spitze) – mehr benötigt man nicht. Man zeichnet nicht mithilfe eines Lineals, sondern frei aus der Hand; gerade das macht den besonderen Reiz aus. Bei der Gestaltung der Muster ist kein Zeichentalent notwendig – es geht darum, seinen Gedanken freien Lauf zu lassen, belastende Gedanken auszuschalten, einfach im Hier und Jetzt zu sein.

Schritt-für-Schritt-Beispiel für das Zendoodle:

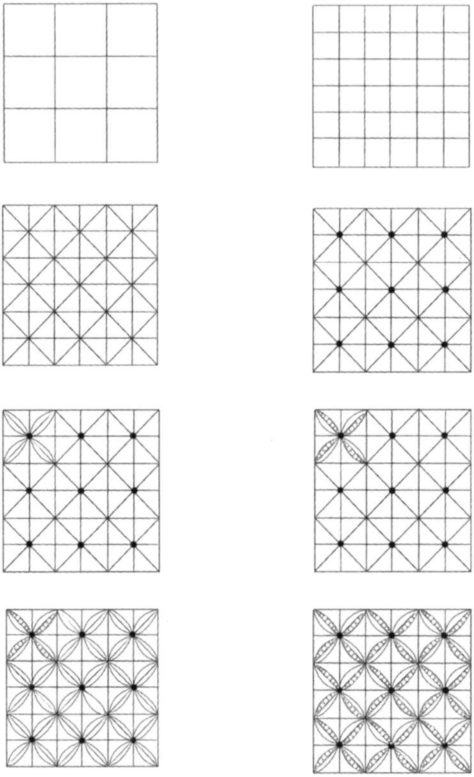

Schwarzmalerei

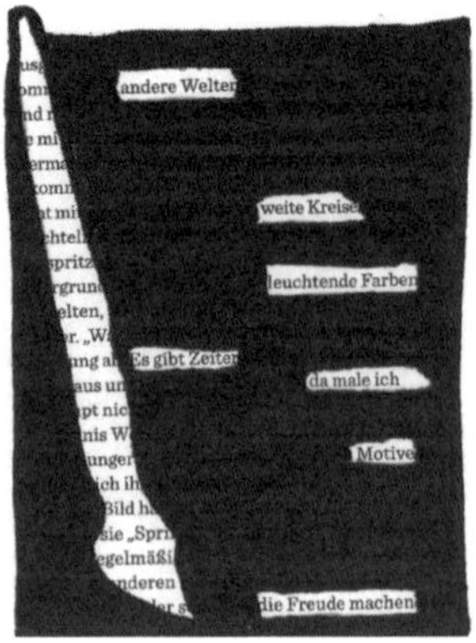

Als Material benötigen Sie eine Zeitschrift mit großem Schriftbild, einen schwarzen Filzstift und einen Bleistift. Suchen Sie sich einen Zeitschriftenartikel aus und umranden Sie dort die Wörter und Satzteile, die Sie besonders ansprechen – zunächst mit dem Bleistift. Haben Sie Ihre Lieblingstextfragmente gefunden, schwärzen Sie den kompletten restlichen

Text. Wenn Sie mögen, können Sie noch ein Motiv hineinzeichnen. Übrig bleibt Ihr persönliches poetisches Werk.

➲ **Diese Übung trainiert Ihre Fantasie und Ihre Kreativität.**

Ma(h)lzeit – künstlerische Gestaltung von Essen

»Food Design« ist keine Erfindung der Neuzeit, die sich mittlerweile durch das Posten von Essen auf sozialen Medien großer Beliebtheit erfreut. Das sogenannte »Mahlzeitenstillleben« [von *still* = unbewegt, und *Leben* = Dasein] erfuhr im Zeitalter des Barocks seine reichste Ausprägung. Barockgemälde präsentieren Tische reich gedeckt mit Nahrungsmitteln, Geschirr und Gefäßen: Delikatessen wie Austern oder Hummer, Äpfel in Schüsseln, Zuckergebäck auf Tellern, Beerenobst in Dessertschalen.

Solche Bilder können Denkanstöße sein und dazu anregen, sich Gedanken über das eigene Essverhalten zu machen. Mit künstlerischen Arrangements auf dem Teller können auch wir kleinere Gerichte optisch in Szene setzen und aufwerten, vielleicht auch zu einem achtsameren Erlebnis werden lassen. Denn weniger ist oft mehr: Ansprechende essbare Dekorationen lassen Mahlzeiten üppiger aussehen. Mit der Garnierspritze portioniertes Püree, geschnitzte Möhren, gehackte Kräuter oder Wildblüten als Garnitur – solche kleinen Extras wirken malerisch und sind echte Hingucker. Spielen Sie beim Anrichten der Speisen mit Farben und Formen und inszenieren Sie Ihre Mahlzeiten kunstvoll!

48

Geschenke verbinden

Bewegter Start

Starten Sie täglich mit einer Bewegungsübung. Wählen Sie aus folgenden Aufgaben aus.

Als Material benötigen Sie 1 lange Papprolle oder alternativ 1 Rolle mit Geschenkpapier.

- Stellen Sie die Papprolle vor sich auf dem Boden auf und balancieren Sie sie so aus, dass sie möglichst lange steht, bevor sie umfällt.
- Nehmen Sie die Papprolle in eine Hand und bewegen Sie sie wie ein Tambourmajor oder eine Stabführerin beim Gardetanz. Wechseln Sie nach einer Weile die Hände.
- Klemmen Sie die Papprolle zwischen Ihre beiden Handflächen. Strecken Sie nun Ihre Arme. Drehen Sie sie gestreckt so, dass im Wechsel einmal die linke und einmal die rechte Hand oben ist. Wiederholen Sie diese Drehungen mehrmals.
- Legen Sie die Papprolle waagerecht in beide Hände – mit den Handflächen nach oben. Werfen Sie aus dieser Position die Papprolle hoch und fangen Sie sie wieder. Machen Sie mehrere Wiederholungen.
- Umgreifen Sie die Papprolle waagerecht mit beiden Händen – die Handrücken zeigen nach oben. Werfen Sie aus dieser Position die Papprolle hoch und fangen Sie sie wieder. Machen Sie mehrere Wiederholungen.
- Umgreifen Sie die Papprolle waagerecht mit beiden Händen – die Handflächen zeigen nach oben. Werfen Sie aus dieser Position die Papprolle hoch und fangen Sie sie wieder – aber mit den Handrücken nach oben!

- Umgreifen Sie die Papprolle waagerecht mit beiden Händen – die Handrücken zeigen nach oben. Werfen Sie aus dieser Position die Papprolle hoch und fangen Sie sie wieder – aber mit den Handflächen nach oben!
- Fassen Sie die Papprolle mit beiden Händen, eine Hand mit der Handfläche, die andere mit dem Handrücken nach oben. Werfen Sie nun die Papprolle hoch und greifen Sie beim Fangen um, das heißt, wechseln Sie Ihre Hände beim Fangen so, dass einmal der Handrücken und einmal die Handfläche nach oben zeigt.
- Setzen Sie sich auf einen Stuhl und legen Sie die Papprolle auf den Boden. Drehen Sie nun mit beiden Füßen die auf dem Boden liegende Papprolle wie einen Propeller um ihre Mittelachse rechtsherum und linksherum. Wiederholen Sie die Übung mehrmals.

➲ **Diese Übungen trainieren die Feinmotorik und die Koordination.**

Haikus dichten

Haiku ist eine japanische Gedichtform, die traditionell ein Bild aus der Natur beschreibt. Sie gilt als kürzeste Lyrikform der Welt.

In der modernen westlichen Welt wird meist das Silbenmuster 5–7–5 (oder insgesamt 17 Silben), verteilt auf drei Zeilen, verwendet.

Inhaltlich gibt es keine Vorgaben, es kann eine Momentaufnahme aus dem Alltag sein, die beschrieben wird, oder etwas anderes. Ein Haiku eignet sich auch als Gedicht auf einer Glückwunschkarte. Schreiben Sie doch einmal selbst ein Haiku – Sie werden sehen, dass es viel Spaß macht.

Ein Beispiel:

Vogel am Fenster,
schaut mit aufgeregtem Blick,
fliegt davon zu dir.

Geschenke ohne PAPIER

Suchen Sie Geschenke aller Art, die Menschen glücklich machen können – jedoch ist die Vorgabe, dass diese die Buchstaben P, A, I, E und R nicht enthalten dürfen. Zum Beispiel: Hut, Fön, Rum, Schmuck ...

Wie viele Begriffe finden Sie?

Wortsammlungen für jeden Tag

1. Wichteln ist ein vorweihnachtlicher Brauch, bei dem das Losverfahren für jeden Teilnehmer einen anderen Teilnehmer bestimmt, den er dann beschenkt. Überlegen Sie: Welche Dinge dürfen beim »Grün-Wichteln« verschenkt werden? Zum Beispiel: Waldmeisterwackelpudding, Kakteen ...
2. Welche Dinge fallen Ihnen ein, die beim »Süßigkeiten-Wichteln« verschenkt werden dürfen? Nennen Sie sie nach dem Alphabet – von **A**lpenmilchschokolade bis **Z**uckerstange.
3. Welche Dinge dürfen beim »1-Euro-Wichteln« verschenkt werden? Nennen Sie bitte keine Lebensmittel. Aber zum Beispiel: Bleistift, Fliegenklatsche ...
4. Welche Dinge dürfen beim »1-Silben-Wichteln« verschenkt werden? Nennen Sie sie nach dem Alphabet – von **A**al bis **Z**elt.
5. Überlegen Sie: Welche Dinge aus Ihrem Haushalt würden Sie beim »Schrottwichteln« verschenken?
6. Welche Verstecke für Geschenke halten Sie für besonders originell?
7. Fallen Ihnen Geschenke, über die Sie sich nicht freuen würden, ein?

➲ **Mit diesen Überlegungen trainieren Sie Ihre Wortfindungsfähigkeit und Ihre Denkflexibilität.**

Zeit verschenken

Was könnte es Schöneres geben, als Zeit zu verschenken? Und zwar Zeit, die Sie bewusst mit dem Beschenkten verbringen. Das kann ein gemeinsamer Ausflug sein, eine Einladung zu einem selbst gekochten Essen, eine Stunde Vorlesen ... Stimmen Sie dieses »Zeitgeschenk« mit den Bedürfnissen der beschenkten Person ab.

Tipp: Geschenke aus der Küche

- Verschenken Sie doch einmal eine selbst gemachte Gewürzmischung. Als Vorschlag hier ein Rezept für eine winterliche Glühwein-Gewürzmischung:

  Füllen Sie in ein leeres Marmeladenglas oder Vorratsglas mit Bügelverschluss 3 Esslöffel braunen Kandiszucker, 3 Sternanisfrüchte, je 1 Teelöffel Nelken und Kardamom, 2 Zimtstangen (eventuell in Stücke brechen) und die getrocknete (!) Schale einer halben unbehandelten Orange. Verschließen Sie das Glas gut und beschriften Sie es schön. Diese Mischung reicht für etwa 1 Liter Rotwein – oder Apfelsaft als alkoholfreie Variante. Die Mischung ist einige Wochen haltbar.

  Oder wie wäre es mit einem Glas selbst gemachtem Feigenchutney, Feigensenf oder Feigenmarmelade? Frische Feigen enthalten außerordentlich viele Vitamine und Mineralstoffe (Vitamine A und B, Folsäure, Biotin, Magnesium, Kalium, Phosphor und Eisen) sowie Ballaststoffe. Viele interessante Rezepte finden Sie im Internet oder in Kochbüchern.

  Eine selbst zusammengestellte »Kochbox«, das heißt ein handgeschriebenes Rezept und frische Zutaten in einem hübschen Körbchen verpackt, erfreut Familienmitglieder oder Freunde, die gerne kochen.
- Lunchboxen oder Trinkflaschen für unterwegs gefallen nicht nur Schulkindern, sondern auch gesundheitsbewussten Familien.

49

Streichhölzer – zündende Ideen

Bewegter Start

Starten Sie täglich mit einer Bewegungsübung. Wählen Sie aus folgenden Aufgaben aus.

Als Material benötigen Sie 1 Schachtel Streichhölzer.
Schütten Sie alle Streichhölzer auf einen Tisch.

- Legen Sie nun alle Hölzer wieder einzeln in die Schachtel zurück. Verwenden Sie dazu den sogenannten Pinzettengriff, das heißt, klemmen Sie jeweils ein Hölzchen zwischen Daumen und Zeigefinger. Üben Sie nacheinander mit der rechten und mit der linken Hand und trainieren Sie am Ende mit beiden Händen gleichzeitig.
- Legen Sie alle Hölzer wieder einzeln in die Schachtel zurück. Verwenden Sie dazu wieder den sogenannten Pinzettengriff, aber nun bilden Sie die »Pinzette« nacheinander in wechselnder Folge aus Daumen und Mittelfinger, Daumen und Ringfinger sowie Daumen und kleinem Finger. Üben Sie nacheinander mit der rechten und der linken Hand und trainieren Sie am Ende mit beiden Händen gleichzeitig.
- Legen Sie alle Hölzer wieder einzeln in die Schachtel zurück. Verwenden Sie dazu erneut den sogenannten Pinzettengriff, aber nun bilden Sie die »Pinzette« nacheinander in wechselnder Folge aus Daumen und Mittelfinger, Daumen und Ringfinger sowie Daumen und kleinem Finger. Achten Sie dabei auf die Position

des Schwefelköpfchens in der Schachtel. Die Köpfchen sollen im Wechsel jeweils einmal rechts und einmal links in der Schachtel liegen. Üben Sie nacheinander mit der rechten und der linken Hand und trainieren Sie am Ende mit beiden Händen gleichzeitig.

➲ **Diese Übungen fördern die Geschicklichkeit und die Beweglichkeit der Finger sowie die Konzentration. Außerdem wird die Hirndurchblutung angekurbelt.**

- Spielen Sie Mikado: Alle Streichhölzer liegen durcheinander auf dem Tisch. Nehmen Sie die Hölzchen einzeln aus dem Gewirr, ohne dass ein anderes wackelt. Sie können dazu wahlweise ein oder zwei Hölzchen als Griffhilfe verwenden oder direkt mit den Fingern greifen.

➲ **Das trainiert die Feinmotorik und die Koordination sowie planerisches Denken.**

- Bauen Sie einen möglichst hohen Turm aus den Streichhölzern. Und so geht es: Legen Sie zunächst ein Dreieck oder ein Quadrat als Basis, der Kopf des einen und das Ende des anderen Hölzchens müssen sich jeweils überkreuzen. Dann schichten Sie weitere Hölzchen darüber. Schaffen Sie es, alle Streichhölzer aus einer Schachtel zu »verbauen«?

➲ **Diese Übung trainiert die Feinmotorik und die Geschicklichkeit.**

»Denken« mit Zündhölzern und ihren Schachteln

Als Material benötigen Sie 1 Schachtel Streichhölzer.

- Schätzen Sie, wie viele Hölzer in Ihrer Streichholzschachtel enthalten sind. Zählen Sie anschließend nach.

- Überlegen Sie sich möglichst kreative Verwendungsmöglichkeiten für ein Streichholz. Zum Beispiel: als Rouladenstäbchen, als Zahnstocher …
- Was meinen Sie? Wie lassen sich leere Streichholzschachteln nutzen? Beispielsweise: als Adventskalender, Schmuckkästchen …

➲ **Diese Überlegungen trainieren Ihre Urteilsfähigkeit und Ihre Denkflexibilität.**

»Schreiben« mit Zündhölzern

Als Material benötigen Sie 1 Schachtel Streichhölzer.

- Legen Sie mit den Streichhölzern einer Streichholzschachtel Buchstaben, Zahlen, Figuren oder kurze Wörter.
- Lassen Sie drei bis sieben Streichhölzer aus geringer Entfernung in eine zufällige Anordnung auf den Tisch fallen. Schauen Sie sich die Formation wenige Sekunden lang an (etwa 1 Sekunde je Hölzchen) und decken Sie sie dann mit einem Tuch oder Papier zu. Legen Sie sofort anschließend weitere Hölzchen in den möglichst gleichen Positionen daneben. Vergleichen Sie nach dem Aufdecken Original und Nachbildung.

➲ **Diese Übungen trainieren räumlich-konstruktives Denken und die Merkspanne.**

»Spielen« mit Zündhölzern

Als Material benötigen Sie 1 Schachtel Streichhölzer, 1 Spielfigur und 1 Augenwürfel.

»Mit Zündhölzern spielt man nicht.« Diese Regel setzen wir hier außer Kraft. Legen Sie die Streichhölzer in einem Kreis so auf den Tisch, dass die Schwefelköpfe zur Mitte zeigen. Nehmen Sie nun eine Spielfigur und einen Augenwürfel zur Hand. Stellen Sie die Figur außen an ein beliebiges Streichholzende und würfeln Sie. Die Augenzahl des Würfels gibt an, um wie viele Hölzer Sie den Spielstein im Uhrzeigersinn bewegen sollen. Das Zündholz, bei dem Sie dann landen, drehen Sie nun so um, dass der Schwefelkopf nach außen zeigt. Verfahren Sie bei jedem Würfeln so. Bei den nächsten Spielzügen werden aber nur die nach innen zeigenden Hölzer gezählt. Ist keines mehr übrig, ist das Spiel zu Ende.

➲ **Das Spiel fördert neben der Konzentration das Umsetzen analoger Information (Punkte auf Augenwürfel) in eine digitale Zahl.**

Wortsammlungen für jeden Tag

Was passt alles in eine Streichholzschachtel? Überlegen Sie sich ...

1. ... Dinge von A bis Z. Zum Beispiel: **A**meise, **B**rosche, **C**hip ...
2. ... Dinge aus der Natur, wie zum Beispiel: eine Fliege, eine Schnecke, eine Feder ...
3. ... Dinge, die Kindern wichtig sind. Beispielsweise: Liebesperlen, Brause, ein Stein ...
4. ... Dinge, die Sie heute noch nutzen würden, wie: eine Sicherheitsnadel, eine Tablette, einen Zettel ...
5. ... Dinge, die man essen kann. Zum Beispiel: Lakritze, ein Plätzchen, eine Himbeere ...
6. ... Dinge im Büro wie: eine Büroklammer, ein Radiergummi, eine Briefmarke ...
7. ... Dinge aus dem Werkzeugkasten. Zum Beispiel: ein Dübel, eine Schraube, ein Nagel ...

➲ **Mit diesen Überlegungen trainieren Sie Ihre Wortfindungsfähigkeit und Ihre Denkflexibilität.**

Zum Nachdenken und Diskutieren

»Auch beim Streichholz ist das Wichtigste der Kopf.«

Klaus Peter Erxleben

»So wie man aus einem Baum Millionen von Streichhölzern herstellen kann, so braucht man nur ein Streichholz, um Millionen von Bäumen niederzubrennen.«

Autor unbekannt

»Feder und Papier entzünden mehr Feuer als alle Streichhölzer der Welt.«

Malcom Stevenson Forbes

Notizen

50

Schokolade – sinnliche Verführung

Bewegter Start

Starten Sie täglich mit einer Bewegungsübung. Wählen Sie täglich für Ihre Übung einen Begriff aus.

Fingerübungen – nicht nur für Schokofreunde

Stellen Sie sich bestimmte Wörter vor Ihrem geistigen Auge vor und buchstabieren Sie sie laut. Ersetzen Sie dabei jeden Vokal (Selbstlaut) durch folgende Bewegungen beziehungsweise Geräusche:

A	=	in die Hände klatschen
E	=	auf die Oberschenkel klatschen
I	=	auf den Tisch klopfen
O	=	mit beiden Füßen nacheinander stampfen
U	=	mit der Zunge schnalzen

Stellen Sie sich nun das Wort SCHOKOLADE vor und buchstabieren Sie es laut. Immer wenn ein Vokal kommt, sprechen Sie ihn nicht aus, sondern machen Sie die passende Bewegung beziehungsweise das passende Geräusch. Zum Beispiel:

S – C – H – stampfen – K – stampfen – L – Hände klatschen – D – Oberschenkel klatschen

Probieren Sie es jetzt mit folgenden Wörtern:

Für Anfänger: EIS – KAKAO – PRALINE – KONFEKT – RUMKUGEL

Für Geübte: SCHOKOLIKÖR – HERRENTORTE – WEINBRAND-BOHNEN – SCHOKOKUCHEN

➲ **Diese Übung trainiert die Konzentration und das Arbeitsgedächtnis und bereitet das Gehirn auf eine geistige Anforderung vor.**

Schokoladen-Elfchen

Haben Sie Lust, ein kleines Gedicht zu schreiben? Dann starten Sie mit einem »Elfchen«. Das besteht immer aus elf Wörtern in fünf Zeilen:

1. **Zeile:** ein Wort
2. **Zeile:** zwei Wörter
3. **Zeile:** drei Wörter
4. **Zeile:** vier Wörter
5. **Zeile:** ein Wort

Für diese kleinen sprachlichen Kostbarkeiten werden also nur elf Wörter verwendet. Ein Beispiel:

Schokolade –
schnell gegessen,
bleibt als Hüftgold.
Macht mir nichts aus.
Genuss!

Jetzt sind Sie dran: Nehmen Sie sich Stift und Papier und versuchen Sie es selbst mit anderen Ausgangswörtern, zum Beispiel mit: Praline …

➲ **Diese Übung trainiert die Wortfindungsfähigkeit, die Fantasie und die Kreativität.**

Anagramm für Schokofans

Überlegen Sie sich Begriffe, die Sie aus den Buchstaben des Wortes »SCHOKOLADE« bilden können. Sie brauchen nicht alle Buchstaben zu verwenden. Beispielworte wären: Adel, Schal, Sole ... Legen Sie eine Wortliste an, die Sie in der ganzen Woche ergänzen können. Wie viele Begriffe finden Sie?

➲ **Mit dieser Übung trainieren Sie Ihre Wortfindungsfähigkeit.**

Wortsammlungen für jeden Tag

1. Suchen Sie zusammengesetzte Hauptwörter mit »Schokolade« am Anfang. Beispielsweise: Schokoladenkuchen, Schokoladenriegel ...
2. Nennen Sie Schokoladensorten – von **A**lpenmilch bis **Z**artbitter.
3. Welche Markennamen für Schokoladen kennen Sie?
4. Welche Kuchen fallen Ihnen ein, in denen Schokolade verarbeitet wird? Zum Beispiel: Florentiner, Lebkuchen ...
5. Welche weiteren Produkte kennen Sie, in denen Schokolade verarbeitet wird? Beispielsweise: Weinbrandbohnen, Pralinen, Überraschungseier ...
6. Welche Zutaten sind Ihnen bekannt, die einer Schokolade jeweils andere Geschmacksnoten geben? Zum Beispiel: Chili, Orange ...
7. Suchen Sie nach dem Alphabet Eigenschaftswörter, die zu »Schokolade« passen. Beispielsweise: **a**ppetitlich, **b**ezahlbar, **c**remig ...

➲ **Mit diesen Übungen trainieren Sie Ihre Konzentration, Ihre Wortfindungsfähigkeit und Ihre Denkflexibilität.**

Genussübung mit Schokolade

Mit der folgenden Achtsamkeitsübung lässt sich der bewusste Genuss von Lebensmitteln erproben.

Für die Übung benötigen Sie »als Material« 1 Tafel Schokolade ohne Füllung. Sie sollte einen Kakaoanteil von mindestens 70 Prozent enthalten.

Setzen Sie sich bequem hin und brechen Sie ein Stückchen von der Schokolade ab.

- Halten Sie Ihr Stück Schokolade in der Hand, spüren Sie sein Gewicht.
- Führen Sie das Schokostückchen zur Nase und riechen Sie daran. An was erinnert Sie der Geruch?
- Betrachten Sie Ihr Schokostückchen. Wie sieht es aus?
- Lecken Sie ganz vorsichtig daran.
- Wagen Sie einen kleinen Bissen!
- Schließen Sie die Augen.
- Lassen Sie die Schokolade langsam auf der Zunge zergehen. Wie fühlt sie sich an?
- Spüren Sie dem Geschmack nach.
- Wiederholen Sie die Übung mit dem nächsten Bissen, bis das Stückchen Schokolade aufgegessen ist.

Durch den Genuss von Schokolade wird das Glückshormon Serotonin ausgeschüttet. Dies liegt am Schokoladeninhaltsstoff 2-Phenylethylamin, der für diese Euphoriegefühle verantwortlich ist – er ist auch in Diabetikerschokolade enthalten.

Übrigens: Zur Verbrennung eines einzelnen Stücks Schokolade (circa 40 Kilokalorien) reicht in der Regel bereits ein zehnminütiger Spaziergang aus.

Tipp: Dunkle Schokolade ist gesünder als Vollmilchschokolade

Die Ergebnisse einer Studie des Polytechnischen Instituts von Coimbra in Portugal und der Universität Göteborg in Schweden (2019 im Fachmagazin *Nutrition* veröffentlicht) weisen darauf hin, dass Genuss von Bitterschokolade mit 90-prozentigem Kakaoanteil den Blutdruck senken könnte. Bestimmte Flavonole (sekundäre Pflanzenstoffe) sind in größeren Mengen vor allem in Bitterschokolade mit einem hohen Kakaoanteil (zum Beispiel 70 Prozent) zu finden; diese bietet also möglicherweise einen leichten Vorteil gegenüber anderen Schokoladensorten.

Die gesundheitsfördernden Flavonole kommen auch in roten Weintrauben, Äpfeln und in schwarzem Tee vor.

51

Wohnen – Zuhause ist ein Gefühl

Bewegter Start

Starten Sie täglich mit einer Bewegungsaufgabe. Wählen Sie aus folgenden Aufgaben aus.

Wohnungsrallye

Als Material benötigen Sie 21 Zettel mit den Zahlen von 0 bis 20.

Verteilen Sie die Zettel durcheinander, also ohne erkennbare Reihenfolge, in nur einem Raum oder in der gesamten Wohnung – auf Tischen, Stühlen, Regalen und so weiter. Legen Sie die Zahlen so aus, dass Sie sie sehen können.

- Im nächsten Schritt gehen Sie die Zahlen in aufsteigender Folge von 0 bis 20 ab. Lassen Sie keine Zahl aus. Stehen Sie zum Beispiel bei der 5, haben aber die 4 noch nicht gefunden, so suchen Sie zunächst diese.
- Gehen Sie nun die Zahlenfolge 0 bis 20 rückwärts ab.

➲ **Diese Übungen trainieren die Orientierung und das Arbeitsgedächtnis.**

- Gehen Sie verschiedene Zahlenfolgen ab. Zum Beispiel: Ihre Telefonnummer mit Vorwahl, Ihr Geburtsdatum, die Postleitzahl Ihres Wohnorts …

- Falls Sie die Zettel in verschiedenen Räumen verteilt haben, ermitteln Sie die Summe der Zahlen in jedem Zimmer.

Diese Übungen trainieren das Arbeitsgedächtnis.

Platzwechsel

Räumen Sie in Ihrer Wohnung fünf Gegenstände an einen völlig anderen Platz, zum Beispiel die Gießkanne vom Fensterbrett ins Bücherregal, die Kaffeetasse in den Badezimmerschrank ... Prägen Sie sich die weggeräumten Gegenstände und ihren neuen Platz gut ein, indem Sie die neuen Orte mehrfach abgehen.

Lassen Sie nun einige Stunden verstreichen.

Suchen Sie danach die Gegenstände wieder und räumen Sie sie – am besten am Abend – wieder an ihren angestammten Platz. Versuchen Sie, im Laufe der Woche die Anzahl der umgeräumten Gegenstände zu erhöhen.

Dies trainiert das prospektive (vorausschauende) Gedächtnis und die Merkfähigkeit.

Interieur

Finden Sie für jeden Raum in Ihrer Wohnung je einen Gegenstand aus Metall, Glas, Holz, Plastik und Stoff. Merken Sie sich diese Objekte mit ihrer Zuordnung zu den einzelnen Zimmern.

Lenken Sie sich danach für einige Minuten durch eine andere Tätigkeit ab. Versuchen Sie anschließend bei einem gedanklichen Rundgang durch Ihre Wohnung, sich diese Gegenstände wieder in Erinnerung zu rufen.

Mit dieser Übung trainieren Sie Ihre Aufmerksamkeit, Ihre visuelle Wahrnehmung und Ihr Gedächtnis.

Kreative Verwendungsmöglichkeiten

Verlassen Sie einmal Ihre gewohnten Denkwege und überlegen Sie sich neue Verwendungsmöglichkeiten für bestimmte Möbelstücke und Accessoires. Beispielsweise könnte man einen alten Stuhl als Blumenständer benutzen, einen umgedrehten Lampenschirm als Papierkorb, gestapelte hölzerne Weinkisten als Bücherregal ...

➲ **Mit dieser Übung trainieren Sie Ihre Denkflexibilität und Kreativität.**

Wortsammlungen für jeden Tag

Überlegen Sie:

1. Welche Möbel zum Aufbewahren fallen Ihnen ein? Zum Beispiel: ein Schrank ...
2. Welche Möbel zum Sitzen gibt es? Beispielweise: eine Hollywoodschaukel ...
3. Welche Möbel zum Liegen kennen Sie? Zum Beispiel: ein Sofa ...
4. Welche Möbel für »gehobene Ansprüche« gibt es? Beispielsweise: ein Servierwagen ...
5. Welche Accessoires fallen Ihnen ein? Zum Beispiel: Kissen ...
6. Welche Dinge befinden sich an Decke und Wänden? Beispielsweise: eine Blumenampel ...
7. Welche Wohnmöglichkeiten gibt es? Zum Beispiel: ein Iglu ...

➲ **Mit diesen Überlegungen trainieren Sie Ihre Wortfindungsfähigkeit und Ihre Denkflexibilität.**

My home is my castle

Das Wort »wohnen« kommt vom althochdeutschen »wonên« und bedeutete ursprünglich »zufrieden sein« und »im umhegten Raum bleiben«. Besinnen wir uns auf diese Wortwurzel, gibt uns unsere Wohnung Ruhe, Geborgenheit und ein schützendes Zuhause – hier können wir Energie schöpfen und der Hektik des Alltags entfliehen. Die Wohnung sollte immer ein persönlicher Wohlfühlort sein, an dem auch Achtsamkeit ihren Platz hat.

Schauen Sie sich einmal ganz bewusst und mit allen Sinnen in Ihrer Wohnung um: Was hat sich im Laufe der letzten Monate angesammelt? Was haben Sie nicht weggeräumt? Was benötigen Sie nicht mehr? Wie können Sie Ihr Zuhause achtsamer gestalten?

Hier einige Tipps:

- Kaufen Sie sich doch gelegentlich frische Schnittblumen – saisonale Blumen erfreuen alle Sinne und bringen den Wechsel der Jahreszeiten vor Augen.
- Setzen Sie gezielt Lichtobjekte ein, zum Beispiel eine Salzkristall- beziehungsweise Salzsteinlampe oder eine Tageslichtlampe. Besonders in den Herbst- und Wintermonaten verspüren viele Menschen ein Stimmungstief, das durch Mangel an natürlichem Tageslicht verursacht wird. So kommt es zu einer vermehrten Produktion von Melatonin, die die Ursache für Müdigkeit und Antriebsschwäche ist, und zu einer verminderten Ausschüttung von Serotonin, die ebenso Auswirkungen auf die Gefühlslage hat. Die Lampen können hier ein wenig eingreifen.
- Verbannen Sie den Fernseher aus Ihrem Schlafzimmer.
- Nehmen Sie sich jeden Tag die Zeit für eine gemütliche Tee- oder Kaffeestunde.

Letztlich kann alles, was sich positiv auf Ihr Befinden auswirkt, dazu beitragen, dass Sie Ihr Zuhause als Wohlfühlort und Raum der Achtsamkeit erleben.

Umgebung zum Wohlfühlen

Überlegen Sie: Was ist Ihnen wichtig, damit Sie sich in Ihrer Wohnumgebung richtig wohlfühlen können?

- Welches ist Ihr liebstes Möbelstück und warum?
- Brauchen Sie Bücher oder Pflanzen?
- Welche Farbakzente sind Ihnen angenehm?
- Ist es in Ihrem Zuhause immer ordentlich und aufgeräumt oder liegen auch gelegentlich Dinge herum? Fällt es Ihnen schwer, Unordnung zu beseitigen, oder haben Sie Freude daran, Ihre Wohnung aufzuräumen?
- Können Sie sich leicht von Dingen trennen, die Sie nicht mehr benötigen?
- Wohnen Sie lieber im Grünen oder mitten in der Stadt?
- Ist Ihnen der Blick aus dem Fenster wichtig oder nur das Innere der Wohnung?

Manchmal genügen ein bewusster Blick und ein paar Handgriffe, um für eine bessere Wohnqualität zu sorgen.

Zum Nachdenken und Diskutieren

»Dein Körper ist die Wohnung deiner Seele –
deine Wohnung ist der Ausdruck der Seele.«

Autor unbekannt

52

Im Sauseschritt vergeht die Zeit

Bewegter Start

Starten Sie täglich mit einer Bewegungsübung. Wählen Sie aus folgenden Aufgaben aus.

Beckenuhr

Die folgenden Übungen können wahlweise sitzend oder liegend durchgeführt werden.

Wenn sitzend: Sitzen Sie entspannt auf der vorderen Hälfte des Stuhls, die Füße haben festen Bodenkontakt.

- Stellen Sie sich vor, auf einem Ziffernblatt zu sitzen. Am vorderen Sitzrand mittig befindet sich die 12, am hinteren die 6, rechts die 3, links die 9.
- Kippen Sie nun Ihr Becken zu den einzelnen gedachten Ziffern. Beginnen Sie mit 6 und 12, rollen Sie danach durch Gewichtsverlagerungen abwechselnd zur 3 und zur 9.

Wenn liegend: Begeben Sie sich in die Rückenlage, stellen Sie die Beine schulterbreit geöffnet an, die Füße haben festen Bodenkontakt.

- Stellen Sie sich vor, auf einem Ziffernblatt zu liegen. Am Bauchnabel befindet sich die 12, am Steißbein die 6, seitlich rechts die 3 und links die 9.
- Kippen Sie nun Ihr Becken zu den einzelnen gedachten Ziffern. Beginnen Sie mit 6 und 12, rollen Sie danach durch Gewichtsverlagerungen abwechselnd zur 3 und zur 9.

Verbinden Sie am Ende alle Bewegungen zu durchgängigen Kreisen – im Uhrzeigersinn und entgegengesetzt dem Uhrzeigersinn.

➲ **Diese Übung trainiert die Beweglichkeit von Becken und Lendenwirbelsäule, regt die Durchblutung an und fördert das Körpergefühl.**

Verflixte Uhr

Sie können diese Übung im Sitzen oder im Stehen durchführen. Bei Standunsicherheit können Sie sich zum Beispiel an einer Stuhllehne festhalten.

- Malen Sie mit dem rechten Fuß über dem Boden einige Kreise im Uhrzeigersinn.
- Malen Sie mit der linken Hand im Uhrzeigersinn Luft-Kreise.
- Führen Sie beide vorherigen Übungen zusammen aus: Malen Sie mit dem rechten Fuß und mit der linken Hand gleichzeitig Kreise im Uhrzeigersinn.
- Führen Sie die Übung anschließend mit dem anderen Arm und der anderen Hand aus.
- Führen Sie die Übung dann so aus, dass Sie mit einer Hand und dem gegenüberliegenden Fuß jeweils gegen den Uhrzeigersinn kreisen. Wechseln Sie anschließend Hand und Fuß.
- Führen Sie die Übungen nun gegenläufig aus: Kreisen Sie mit dem rechten Fuß im Uhrzeigersinn und gleichzeitig mit der linken Hand gegen den Uhrzeigersinn. Wechseln Sie anschließend Hand und Fuß.

➲ **Diese Übungen trainieren die Konzentration und die Koordination.**

Anagramm-Uhr

Überlegen Sie sich Begriffe, die Sie aus den Buchstaben auf der Uhr bilden können. Sie brauchen nicht alle Buchstaben zu verwenden.

Zum Beispiel: Satellit, Ziel, Zelt ... Legen Sie eine Wortliste an, die Sie in der ganzen Woche ergänzen können. Wie viele Begriffe finden Sie?

➲ **Diese Übung trainiert Ihre Wortfindungsfähigkeit und Ihre Denkflexibilität.**

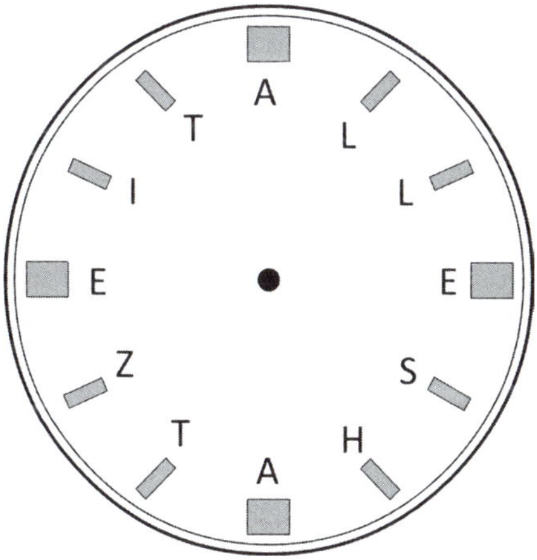

Kreative Ausreden

Stellen Sie sich vor, Sie kommen zu spät zu einem Termin. Welche Ausreden fallen Ihnen ein?

Zum Beispiel: Die Katze hat meine Monatskarte für den Bus zerfleddert. Mein Absatz am Schuh ist abgebrochen und so musste ich wieder zurück nach Hause gehen, um meine Schuhe zu wechseln. Mein Haustürschlüssel ist in den Gully gefallen – das war vielleicht eine Anstrengung, ihn wieder herauszuholen! ...

➲ **Diese Überlegungen trainieren Ihre Fantasie und Ihre Kreativität.**

Wortsammlungen für jeden Tag

Überlegen Sie:

1. Welche Möglichkeiten gibt es, die Zeit zu messen? Zählen Sie alle Uhrenarten auf, die Ihnen einfallen. Zum Beispiel: Sanduhr …
2. Was reimt sich lautmäßig auf »Uhr«? Zum Beispiel: Kur …
3. Welche Begriffe fallen Ihnen ein, die das Wort »Zeit« enthalten?
4. Welche Arten von Kalendern gibt es?
5. Welche besonderen Tage gibt es im Jahresverlauf?
6. In welchen Berufen spielt die Zeit eine Rolle und warum? Zum Beispiel: »Bäcker müssen früh aufstehen.«
7. Welche Redewendungen zum Thema »Zeit« kennen Sie?

➲ **Mit diesen Überlegungen trainieren Sie Ihre Wortfindungsfähigkeit und Ihre Denkflexibilität.**

Mit Achtsamkeit den Tag beginnen

Beginnen Sie den Tag noch vor dem Aufstehen mit einer Achtsamkeitsübung. Bleiben Sie nach dem Aufwachen bewusst noch einige Minuten liegen und lauschen Sie den Geräuschen – dem Vogelzwitschern im Frühling, der Stille im Winter. Spüren Sie die Luft: Ist sie schon warm oder ist sie morgendlich kühl? Dann lenken Sie Ihre Wahrnehmung von der Umgebung auf sich selbst. Spüren Sie für eine Weile Ihr rhythmisches Ein- und Ausatmen, richten Sie Ihre Gedanken nur darauf. Bevor Sie aufstehen, überlegen Sie sich, auf welche Weise Sie dies tun möchten: langsam jedes Bein nacheinander über die Bettkante bewegen? Oder mit Kraft beide Beine zugleich aus dem Bett schwingen? Wie auch immer Sie das dann tun: Bleiben Sie dann noch einige Atemzüge lang auf der Bettkante sitzen, bevor Sie den Tag beginnen.

Tipp: Essen mit Muße

Magenprobleme haben oft mit hastigem Essen zu tun. So kann Sodbrennen unter anderem dadurch entstehen, dass der mit der stark sauren Magensäure vermischte Speisebrei nicht schnell genug in den Verdauungstrakt weitergeleitet werden kann und dadurch in die Speiseröhre zurückfließt. Die Folge ist ein unangenehmes Brennen, das vom Oberbauch bis zum Hals und Rachen ausstrahlen kann, oft begleitet von saurem oder bitterem Aufstoßen.

Bei akutem Sodbrennen hilft erst einmal, ein Glas lauwarmes Wasser zu trinken, um die Magensäure zu verdünnen. Auch Kamillentee oder Kräutertee mit Anis, Kümmel, Fenchel oder Schafgarbe beruhigen den Magen. Ebenso neutralisiert ein Stück Salatgurke die Magensäure.

Doch am besten lässt man es gar nicht erst so weit kommen. Beim langsamen Essen und sorgfältigem Kauen sorgt der Mundspeichel dafür, dass aufspaltende Enzyme die Speisen in ihre Einzelteile zersetzen und die erste Stufe der Verdauung anregen. Der Körper kann dann im Folgenden die Nahrung leichter verarbeiten. Ein weiterer positiver Effekt des langsamen Essens ist, dass die Sättigungsgrenze schneller zu spüren ist und dadurch weniger Kalorien benötigt werden.

Experten in Sachen Ernährung empfehlen, jeden Bissen 15- bis 30-mal zu kauen. – Das funktioniert allerdings nur, wenn man ausreichend Zeit für eine Mahlzeit hat …

GLOSSAR
verwendeter Fachbegriffe

Arbeitsgedächtnis: Hier findet alles Denken, Planen und Entscheiden statt. Es ist die zentrale Organisationseinheit für die Alltagsbewältigung. Informationen werden kurzzeitig gespeichert, miteinander abgeglichen und bearbeitet. So ist das Arbeitsgedächtnis zum Beispiel bei jedem Satz gefordert, den Menschen hören, lesen oder sprechen.

Assoziatives Denken: Gedankenverbindungen werden hergestellt, indem neue Informationen mit bereits bekannten verglichen und verknüpft werden. Freies Assoziieren ist ebenso möglich wie Assoziieren nach bestimmten Vorgaben.

Aufmerksamkeit: Ist eine wichtige Voraussetzung für bewusste geistige Prozesse. Es geht um die Ausrichtung des Wahrnehmens, Denkens und Handelns auf ausgewählte Inhalte. Die gesteigerte Form der Aufmerksamkeit ist die Konzentration.

Auge-Hand-Koordination: Beschreibt eine komplexe kognitive Fähigkeit, bei der visuelle und motorische Kapazitäten gleichzeitig benötigt werden. Die Augen leiten quasi die Hände, um eine Bewegung richtig und zielgerichtet auszuführen: den Schlüssel ins Schloss stecken, das Getränk ins Glas gießen und so weiter.

Ausdauer: Im Alter ist sie eine wichtige Voraussetzung für Mobilität. In der Regel geht es darum, eine körperliche beziehungsweise sportliche Anforderung zu bewältigen, ohne ermüdungsbedingt abzubrechen. Bei älteren Menschen ist im Zusammenhang mit Ausdauer, anders als im Spitzensport, im weitesten Sinn eine stoffwechselrelevante Aktivität zu verstehen. Trainiert wird sie vor allem in der Fortbewegung, besonders beim Gehen. Das Herz-Kreislauf-System kommt dabei in Schwung. Im übertragenen Sinn beschreibt Ausdauer auch die Fähigkeit, beharrlich und beständig bei einer Tätigkeit zu bleiben.

Balance: Hier geht es um Standfestigkeit und um Gleichgewicht. Ziel ist, sich sicher und angstfrei im Alltag zu bewegen und Herausforderungen im Haus und außerhalb ohne Straucheln oder Stürze zu bewältigen.

Basis-Lerngeschwindigkeit: Das ist die Eingangsstufe zum Langzeitgedächtnis. Sie wird benötigt zum Erwerben, Abspeichern und Abrufen von Wissen. Es geht um Informationen, die für lange Zeit behalten werden sollen. Beim hirngesunden Menschen bleibt diese Fähigkeit bis ins hohe Alter weitgehend störungsfrei erhalten. Das Training dieser Funktion gehört daher zum Kürprogramm, nicht zu den »Pflichtaufgaben«. Wichtig ist, zwischen Einspeichern und Abrufen jeweils eine Pause einzubauen, damit Informationen ins Gedächtnis eingehen können.

Denkflexibilität: Um auf wechselnde Situationen schnell reagieren zu können, alternative Strategien zu entwickeln und sich möglicherweise unvermittelt an neue Verhältnisse oder veränderte Gegebenheiten anzupassen – dazu müssen »eingefahrene« Denkstrukturen verlassen werden.

Dual-Task-Training: Wörtlich genommen bedeutet es, zwei Aufgaben gleichzeitig zu bewältigen. Im Zusammenhang mit Bewegung und Sport wird jedoch darunter ganz speziell verstanden, eine Bewegungsaufgabe mit einer kognitiven Anforderung, einer Denkaufgabe, zu verbinden und beides zeitgleich zu lösen. Diese Fähigkeit lässt sich durch Training enorm verbessern. Das sorgt für mehr Sicherheit im Alltag und fördert zusätzlich Motorik und Kognition.

Fantasie und Kreativität: Fantasie bezeichnet die Vorstellungs- oder Einbildungskraft des Menschen, die zum Verlassen gewohnter Denkbahnen in Richtung neuer Dimensionen befähigt. Kreativität als Fähigkeit zu schöpferischen Einfällen und zum Finden neuer Lösungen ist in jeder Lebenssituation gefragt.

Feinmotorik: Der Begriff beschreibt zielgenaue und differenzierte Einzelbewegungen von Körperteilen, meist die der Hände und Finger – im Gegensatz zur Grobmotorik, bei der es vorrangig um die Koordination von Rumpf, Armen und Beinen geht. Im Mittelpunkt stehen als Teilaspekte Hand- und Fingerkraft und Geschicklichkeit. Diese Fähigkeiten unterliegen alternsbedingten Veränderungen und sollten daher geübt werden.

Formulierung: Formulierungsübungen aktivieren das Sprachzentrum im Gehirn und fördern das Denken mit beiden Gehirnhälften. Sie verbessern außerdem die Sprachflüssigkeit.

Informationsverarbeitungsgeschwindigkeit: Diese Grundfunktion des Gehirns bestimmt wesentlich – zusammen mit der Merkspanne – die Kapazität des Arbeitsgedächtnisses. Das Verarbeiten von Informationen vollzieht sich in mehreren Schritten: wahrnehmen – erkennen – bearbeiten – entscheiden – handeln. Mit zunehmendem Lebensalter verlangsamen sich diese Prozesse, sofern nicht durch Training Einfluss genommen wird. Im Hinblick auf Selbstbestimmung im Alter ist es wichtig, (schnelles) Entscheiden zu üben und so diese Fähigkeit zu erhalten oder gar zu verbessern.

Kognition: Der Begriff ist eine Sammelbezeichnung für Prozesse und Strukturen, die mit den geistigen Leistungen des Menschen zusammenhängen. Dabei geht es um Denken, Vorstellungsvermögen, Urteilsfähigkeit, Erinnerung und so weiter.

Konzentration: Unter Konzentration verstehen wir die gebündelte Aufmerksamkeit auf eine einzige Sache, kurz gesagt: das »Bei-der-Sache-Sein«. Konzentration ist die erste und wichtigste Voraussetzung für Gedächtnisleistungen wie Lernen und Merkfähigkeit. Ohne sie werden Informationen nicht richtig aufgenommen und können auch nicht gespeichert werden.

Koordination: Es handelt sich um eine äußerst komplexe Fähigkeit mit geordnetem Zusammenwirken von Zentralnervensystem und Skelettmuskulatur im Mittelpunkt. Im Idealfall arbeiten diese harmonisch zusammen im Sinn von Synergien zur Ausführung mehrteiliger Bewegungen und Bewegungsfolgen. Koordination wird für alle Prozesse benötigt, die ziel- und zweckgerichtete Bewegungen regulieren. Dazu gehören unter anderem Differenzierung, Orientierung, Rhythmisierung, Reaktion, auch Anpassung von Bewegungen an Partner, Geräte, Situationen und so weiter.

Körpergefühl: Der Mensch hat eine Vorstellung vom eigenen Körper, ein sogenanntes Körperschema. Das umfasst den gesamten Körper mit Kopf und Gliedmaßen und mit seiner Abgrenzung gegenüber der Umwelt. Dazu werden im Gehirn vielfältige Reize aus unterschiedlichen Sinnessystemen über die Haut, den Gleichgewichtssinn, die Körpereigenfühler und so weiter stetig gesammelt. All diese Informationen – wie zum Beispiel die Stellung der Gelenke zueinander, die Position des eigenen Körpers im Raum und seine Bewegung – werden bearbeitet und zu einem ganzheitlichen Körperbild zusammengefügt. Mit zunehmendem Alter und abnehmender Bewegung verändert sich dieses Bild, es wird weniger konkret.

Logisches Denken: Unter logischem Denken versteht man von der Vernunft geleitetes rationales, folgerichtiges und schlüssiges Denken aufgrund gegebener Sachverhalte. Auch wenn nicht jeder ständig komplizierte Probleme lösen muss, erfordern viele Situationen im Alltag logische Denkprozesse, wie zum Beispiel beim Einkaufen (Preisvergleiche), in Diskussionen (stichfeste Argumentationen), beim Lesen von Krimis (Kombinationsgabe, um dem Täter auf die Spur zu kommen) ...

Merkspanne: Zusammen mit der Informationsverarbeitungsgeschwindigkeit bestimmt sie die Kapazität des Arbeitsgedächtnisses, sie ist also wichtig für die Alltagsbewältigung. Sie dauert nur wenige Sekunden und beschreibt den Zeitraum, in dem Informationen bewusst zur Verfügung stehen, ohne ins Langzeitgedächtnis einzugehen. Benötigt wird sie zum Beispiel in der Kommunikation: Die Wörter eines Satzes sollte man lange genug behalten, um sie inhaltlich miteinander verbinden, den Sinn verstehen und darauf reagieren zu können.

Peripheres Sehen: Eine Form visueller Wahrnehmung, bei der nicht die zentrale Stelle der Netzhaut zum Fixieren eines Objekts benutzt wird, sondern durch daneben gelegene Areale erfolgt. Oft ereignen sich Unfälle, wenn Menschen beim Gehen durch den Blick auf ihre Smartphones abgelenkt werden und dadurch ihre Aufmerksamkeit in der Peripherie beeinträchtigt wird.

Räumlich-konstruktives Denken: Ist die Fähigkeit des Menschen, visuelle Wahrnehmungen kontrolliert zu zwei- oder dreidimensionalen Gebilden oder Handlungen anzuordnen. Im Training werden zum Beispiel Teile zu einem Ganzen zusammengebaut, wie Puzzle oder Bauteile. Im Alltag ist diese Fähigkeit wichtig, um eine Vorstellung vom Raum entstehen zu lassen.

Schätzen: Das Schätzen gehört zu den kognitiven Prozessen. Es hängt zusammen mit der Wahrnehmung, dem Bearbeiten und Abgleichen von Informationen, dem Entscheidungen-Treffen. Werden diese Tätigkeiten nicht regelmäßig geübt, fällt das realistische Einschätzen von Entfernungen, Geschwindigkeiten, Größen, Gewichten und so weiter mit zunehmendem Alter schwerer. Im Hinblick auf Sicherheit im Alltag sollte das Schätzen daher unbedingt trainiert werden.

Strategisches Denken: Bedeutet, zielgerichtet zu planen und Handlungen oder Handlungsketten in eine logische Folge zu bringen, sie sinnvoll aufzubauen. Das erleichtert die Alltagsorganisation.

Strukturiertes Denken: Ordnung und Struktur sind nicht nur äußerlich hilfreich, sondern sie verbessern auch die Hirnleistung. Wer es schafft, Informationen sinnvoll zu gruppieren und zu bündeln, Kategorien zu bilden, kann besser und mehr behalten und Gedächtnisinhalte leichter abrufen.

Vigilanz: Bedeutet Wachheit und beschreibt die Bereitschaft des Menschen, über einen längeren Zeitraum im Sinne von Daueraufmerksamkeit auf bestimmte Reize aus der Umgebung zu reagieren. Der Zeitraum, in dem ein hohes Niveau an Aufmerksamkeit gehalten werden kann, bis Ermüdung einsetzt, ist begrenzt.

Wahrnehmung: Bedeutet, mithilfe der Sinne etwas bewusst mit einem oder mehreren Sinnen aufzunehmen. Erinnerungen werden häufig durch Sinneswahrnehmungen angeregt und verstärkt. Durch spezielle Sinnesübungen wird die Wahrnehmungsfähigkeit geschult und geschärft, die Umwelt wird bewusster erlebt. Dabei sind verschiedene Sinnessysteme zu unterscheiden:
Das Wahrnehmen über das ...

- visuelle System – Sehen,
- auditive System – Hören,
- taktile System – Berührung und Spüren,
- olfaktorische System – Riechen,
- gustatorische System – Schmecken,
- vestibuläre System – Gleichgewicht,
- kinästhetische System – Position, Kraft und Bewegung.

Wortfindung: Wortfindung meint nicht nur das Abrufen von Wörtern aus dem Wortspeicher, sondern auch das Bewusstmachen des eigenen Wortschatzes. Je größer der aktive und passive Wortschatz sind, desto mehr Alternativen stehen bei der Wortwahl zur Verfügung. Ein großer Wortschatz verbessert die Kommunikationsfähigkeit.

Lösung von Seite 215:
Er mag keine Speisen und Getränke, in denen der Buchstabe »T« vorkommt.

Über die Autorinnen:

Dr. Andrea Friese, Pädagogin und promovierte Erziehungswissenschaftlerin, ist seit vielen Jahren als lizenzierte Gedächtnistrainerin und Ausbildungsreferentin im Bundesverband Gedächtnistraining e.V. tätig. Neben der Mitarbeit an wissenschaftlichen Studien zum Ganzheitlichen Gedächtnistraining ist sie Buch- und Spieleautorin sowie Dozentin für verschiedene Bildungswerke.

Bettina M. Jasper, Dipl. Sozialpädagogin, leitet als lizenzierte Gehirntrainerin in ihrer Denk-Werkstatt® Kurse, Seminare und Workshops. Die Buch- und Spieleautorin ist freiberufliche Dozentin für verschiedene Träger in Altenpflege und Sport. Sie unterrichtet zudem an der Fachschule für Pflegeberufe in Bühl in Gerontologie, Aktivierung und Rehabilitation sowie Psychiatrie und im Fach Deutsch.